Hartmut Schröder | Elisabeth Grunwald

Der Placebo- und Nocebo-Effekt

Hartmut Schröder
Elisabeth Grunwald

Der **Placebo-** und **Nocebo-** Effekt

Illusion, Fakten und die Realität

Wie positive oder negative Gedanken die Gesundheit und unser Leben beeinflussen

crotona

Deutsche Ausgabe:
1. Auflage 2022

www.crotona.de

Umschlaggestaltung: Annette Wagner

Druck: CPI • Birkach

ISBN 978-3-86191-241-5

Inhalt

1 Einführung: Viel Verwirrung um ein Wort **7**

Anomalie – Kontrollgröße – Kampfbegriff 7 • Die älteste Heilweise der Welt 12 • Der erweiterte Blick – das Ende des Verwirrspiels 15 • Ein neuer Begriff – ein neues Narrativ 19 • Aktualität und Relevanz der Placebo-Thematik 23 •

2 Die folgenreiche Geschichte eines Wortes **25**

Wörter erzählen Geschichten 25 • Von der Liturgie über die Abwertung im allgemeinen Sprachgebrauch bis zur Sprache der Medizin 26 • Das Wort Placebo im Deutschen und im Englischen 31 • Placebo-Phänomene in der Geschichte der Heilkunde 35 • Vom vergessenen Phänomen zum „Placebo der Moderne" 38 • Die Entdeckung und Konstruktion des Placebo-Effekts 41 • Superplacebo, Placeboist, Placebo 2.0 45 • Zusammenfassung 47

3 Placebo-Phänomene als Gegenstand der Forschung **49**

Placebo-Forschung in der Medizin 49 • Die Anfänge wissenschaftlicher Studien und die Idee des Placebos 51 • Einfluss der Psyche auf körperliche Behandlungen 55 • Der Placebo-Effekt außerhalb der Medizin 59

4 Wissenswertes über Placebo-Effekte **63**

Placebo-Effekte in der Medizin 66 • Placebo-Effekt, Placebo-Reaktion, Placebo 2.0 oder einfach Selbstheilung? 66 • Die messbare physiologische Realität des Placebo-Effekts 72 • Unser Körper und die Außen- und Innenwelt: Kontexte und Lebenswelten – Erwartung, Lernen und Bedeutung 76 • Wirkungsvolle Scheinoperationen – Placebos in der Chirurgie 80

Placebo by Proxy oder das soziale Placebo 86 • Kinder und Placebo-by-proxy 89 • Placebo-Effekte durch Beobachtung anderer erlernen? 90 • Placebo-Effekte bei Tieren 92 • Placebo-by-prexy und das Wohlbefinden unserer Tiere 96

5 Erstaunliches rund um das Phänomen Schmerzen: Placebo-Analgesie 99

Placebo-Effekte und Schmerzen 100 • Placebo-Analgesie: Die „innere Apotheke“ bei Schmerzen 102 • Schmerzen: Ein Phänomen des Bewusstseins 105 • Schmerzlinderung durch Branding, Glauben und Händehalten 108 • Wirkmechanismen der Placebo-Analgesie 111 • Das Potenzial der Placebo-Analgesie 117

6 Der böse Bruder des Placebos: Nocebo 119

Ein neues Wort und noch mehr Verwirrung 120 • Das Nocebo-Phänomen im medizinischen Alltag und außerhalb der Medizin 124 • Der Begriff Nocebo-Effekt: Formen und Typen 131 • Merkmale von Nocebo-Effekten 134 • Die Konstruktion von Krankheit und Leid 136 • Kann man vor lauter Angst sterben? 139 • Können uns bloße Informationen Schaden zufügen? 141 • Die Brisanz des Nocebo-Phänomens 146

7 Ein neuer Begriff und ein neues Narrativ: Der Valebo-Effekt 149

Eine Geschichte aus dem Alten Ägypten 149 • Placebo: Ein irreführender Begriff 151 • Die Rückbesinnung auf die Kraft der Selbstheilung 155 • Ein kleiner Exkurs zur Selbstregulation außerhalb der Medizin 160 • Die Macht der Vorstellung: Imagination 161 • Der Valebo-Effekt: Experte in eigener Sache 166 • Den Placebo-Schleier lüften? 170 • Sich nicht durch Kontexte schaffen lassen, sondern Kontexte selber schaffen 173

Literaturverzeichnis 175

1
Einführung: Viel Verwirrung um ein Wort

„Wenn wir die moderne Psychotherapieforschung und das heutige Wissen über die durchschlagenden Effekte von Placebos verbinden mit dem alten Wissen von der Kraft der Rituale und Geschichten, entsteht etwas bewährtes Neues!"

(Eckart von Hirschhausen)[1]

Anomalie – Kontrollgröße – Kampfbegriff

Kannten die meisten Menschen vor etwa fünfzig Jahren noch nicht einmal das Wort Placebo, so hat es sich heute sowohl in der Medizin als auch in den Medien sowie im allgemeinen Sprachgebrauch etabliert. Fast jeder weiß, dass das Wort aus dem Lateinischen kommt und dort ‚ich werde gefallen' bedeutet. Bekannt ist auch, dass Placebos in klinischen Studien als Mittel genutzt werden, um die Wirksamkeit von Medikamenten zu testen. Dabei erhält ein zufällig ausgewählter Teil der Probanden, die Verum-Gruppe, das zu prüfende Medikament. Ein anderer Teil, die Placebo- oder Kontroll-Gruppe, wird mit einem Scheinmedikament ohne Wirkstoff getäuscht. Die Testpersonen wissen allerdings nicht, zu welcher Gruppe sie gehören. Interessanterweise treten nun bei einem – nicht geringen – Teil der getäuschten Probanden in der Placebo-Gruppe dennoch positive Veränderungen auf. Sie reichen von der Linderung der Symptome über ein besseres Allgemeinbefinden bis hin zur Heilung.

Es wundert daher nicht, dass diese unerwarteten „Nebeneffekte" aus der Gabe von Placebos schon früh die Aufmerksamkeit der Medien auf sich gezogen haben und bis heute als eine Art Kuriosität darge-

1 Eckart von Hirschhausen: Geleitwort zum Buch „Die Angst vergeht, der Zauber bleibt" – Therapeutisches Zaubern in Arztpraxen und Krankenhäusern, 2016.

stellt werden. Scheint da doch etwas zu wirken, das gar keinen Wirkstoff hat. Fragen entstehen. Kann es ein Wirken des Wirkungslosen überhaupt geben? Handelt es sich um Anomalien? Klare Antworten auf diese Fragen gab es zunächst nicht. Da diese nicht erklärbaren Wirkungen aber in jeder Studie als feste Größe beobachtet wurden, erhielten sie zumindest einen Namen: Placebo-Effekt[2]. Damit war immerhin ein Wort verfügbar, das diese Restgröße nicht erklärbarer Phänomene in klinischen Studien bezeichnen konnte. Die Wörter Placebo und Placebo-Effekt aus der Terminologie klinischer Studien erhielten einen festen Platz in den Medien und in der Gemeinsprache.

Was bedeuten diese beiden Wörter nun? Laut Duden bezeichnet das Wort Placebo ein Scheinmedikament, „das einem echten Medikament in Aussehen und Geschmack gleicht, ohne dessen Wirkstoffe zu enthalten“. Demgegenüber wird das Wort Placebo-Effekt im Duden als eine „durch ein Placebo hervorgerufene physiologische Wirkung“ definiert. Mit anderen Worten: Etwas, das keinen Wirkstoff enthält, führt dennoch zu einer physiologischen Veränderung. Eine solche Aussage ist widersprüchlich und stiftet Verwirrung; denn wenn ein Placebo keinen Wirkstoff enthält, kann es aus sich heraus auch keine Wirkung erzeugen. Ein Paradox, welches darauf hindeutet, dass andere Faktoren – außer dem spezifischen Wirkstoff – einen physiologischen Effekt erzeugen können. Möglicherweise entfaltet sich dieser Effekt sogar ohne die Gabe eines Placebos und kann auf vielfältige Weise entstehen. Diese und andere Verwirrun-

2 Die Wörter *Placebo* und *Nocebo* haben seit den 1990er Jahren zunehmend Eingang in Lexika der deutschen Sprache gefunden. Dadurch wurde auch die Schreibweise festgelegt. Die früheren Formen Plazebo und Nozebo werden seitdem nicht mehr verwendet, finden sich aber noch in älteren Texten. Durch die fortschreitende Verbreitung insbesondere des Wortes Placebo sind durch Wortbildung auch zahlreiche neue Wörter entstanden. Zur besseren Lesbarkeit haben wir uns im vorliegenden Buch dafür entschieden, alle mit dem Grundwort Placebo und Nocebo zusammengesetzten Wörter nicht zusammenzuschreiben. Wir schreiben sie grundsätzlich getrennt mit Bindestrich. Ebenfalls zur besseren Lesbarkeit verzichten wir auf die gleichzeitige Verwendung männlicher und weiblicher Sprachformen. Die männliche Form verwenden wir als generisches Maskulinum, so dass beide Geschlechter gleichermaßen gemeint sind.

gen rund um das Phänomen Placebo werden wir mit dem vorliegenden Buch auflösen.

Das Verwirrspiel hat gerade erst begonnen, und wir werden es noch ein wenig fortsetzen. Obwohl der Placebo-Effekt durchaus etwas Positives zum Ausdruck bringt, wird er in klinischen Studien keineswegs begrüßt. Im Gegenteil. Er wird als unwillkommen und sogar als Störgröße betrachtet. Grund für diese Ablehnung ist eine besondere „Logik" der modernen Medizin, die nur auf spezifische Wirkungen orientiert ist. Gemäß dieser Logik soll die Verabreichung bestimmter pharmakologischer Wirkstoffe kausal zu einer Symptomverbesserung führen. Man muss dazu nur herausfinden, welche Mittel bei welchen Symptomen am besten wirken. Klinische Studien sollen dies klären und einen Nachweis für die Wirksamkeit pharmakologischer Wirkstoffe erbringen. Für die Zulassung und damit für den Verkauf von Medikamenten ist ein solcher Nachweis zwingend erforderlich. Treten nun in der Placebo-Gruppe einer Studie positive Effekte auf, so ist das keineswegs erfreulich; denn diese können ja nicht auf den zu untersuchenden Wirkstoff zurückgeführt und auch nicht im Rahmen der Orientierung auf ausschließlich spezifische Wirkungen erklärt werden. Für den Nachweis der Wirksamkeit sind Placebo-Effekte also eine Art Hürde, die jedes Medikament überwinden muss. Nach der Logik placebo-kontrollierter Studien geht es darum, eine vermeintlich „reine" und unverfälschte Wirksamkeit des neuen Medikaments zu bestimmen, indem mögliche Placebo-Effekte herausgerechnet werden.

Natürlich können Placebo-Effekte auch in klinischen Studien nicht ignoriert werden. Für ihr Auftreten in jeder Studie müssen Gründe genannt werden, die im Rahmen der „Logik" der modernen Medizin plausibel erscheinen. Angeführt werden dabei meistens Einstellungen, Erwartungen und Konditionierungen der Probanden sowie die Kommunikation zwischen Arzt und Proband. Diese Faktoren werden in der Folge als störend betrachtet. Effekte, die auf sie zurückgeführt werden können, werden als unspezifisch bezeichnet und erfahren damit eine Abwertung; denn es sollen nur solche Effekte gezählt werden, die im Vergleich der beiden Gruppen (Verum-Gruppe vs. Placebo-Gruppe) eindeutig auf den pharmakologischen Wirkstoff zurückgeführt werden können. Durch die Gabe eines Placebos entsteht auf diese Weise eine Messgröße zur Kontrolle, ob und in welchem Umfang ein pharmakologisches Wirkmittel eben spezifisch wirkt. Spezifisch bedeutet in diesem Zusammenhang, dass die Effekte ausschließlich auf den pharmakologischen Wirkstoff zurückgeführt werden können. Als unspezifisch werden hingegen alle anderen Effekte bezeichnet, die nicht durch einen Wirkstoff erklärbar sind, sondern auf die bereits genannten Faktoren zurückgeführt werden können.

Das Verwirrspiel ist aber noch nicht zu Ende. Merkwürdigerweise entstehen durch den Einsatz von Placebos in der Placebo-Gruppe nicht nur positive Veränderungen. Vielmehr können in der Placebo-Gruppe oder im sogenannten Kontrollarm von Studien auch negative Veränderungen beobachtet werden. Dabei scheinen diese unerwünschten Nebenwirkungen, die in der Placebo-Gruppe entstehen können, denen der Verum-Gruppe zu entsprechen. Probanden, die ein Scheinmedikament erhalten, können also die gleichen unerwünschten Nebenwirkungen entwickeln, die eigentlich nur durch die Einnahme des Medikaments zu erwarten gewesen wären. Solche negativen Effekte werden in der Forschung als Nocebo-Effekte bezeichnet. Nocebo (lat.: „ich werde schaden") wird dabei in Anlehnung an den Begriff Placebo (lat.: „ich werde gefallen") als ein Placebo definiert, das eine negative Wirkung hat. Das gleiche Placebo beziehungsweise Leermedikament wird demnach sowohl für positive als auch für negative Effekte verantwortlich gemacht. Placebo und Nocebo stellen jeweils eine Seite der gleichen Medaille dar.

Bevor wir damit beginnen, die Verwirrungen aufzulösen, gibt es aber noch ein weiteres Paradox, auf das wir hinweisen möchten. Durch die Unterscheidung in spezifische Wirkungen einerseits und unspezifische Wirkungen andererseits erhielten die Worte Placebo und Placebo-Effekt sowohl in der medizinischen Fachsprache als auch im allgemeinen Sprachgebrauch eine abwertende und negative Bedeutung – obwohl sie ja etwas Positives ausdrücken. Aussagen wie „das ist nur ein Placebo“ oder „das geht über einen Placebo-Effekt nicht hinaus“ werten Symptomverbesserungen, die aus unspezifischen Faktoren entstehen, ab. Ein besseres Allgemeinbefinden wird dann als bloß subjektives Empfinden kleingeredet und psychologisiert, weil es nicht durch die spezifische Wirkung von pharmakologischen Wirkmitteln zu erklären ist. Selbst eine nachgewiesene Heilung wird unter der Bezeichnung „Placebo-Heilung“ infrage gestellt oder angezweifelt. Es kann eben nicht sein, was nicht sein darf beziehungsweise nicht erwünscht ist.

Vor dem Hintergrund dieser abwertenden Bedeutung des Placebos scheinen in den letzten Jahren die Wörter Placebo und Placebo-Effekt zunehmend zu Kampfbegriffen in der Auseinandersetzung zwischen Schulmedizin und komplementären Heilverfahren zu werden. Als Beispiel dafür sei die Polemik gegen homöopathische Arzneimittel genannt, deren Heilerfolge zu „Placebo-Heilungen“ herabgewürdigt werden. Damit wird der Begriff Placebo zu einer Art Restgröße oder zu einer Ablage, in die alles hineingepackt werden kann, das nicht zu dem Ideal spezifischer Wirkungen passt. Suggeriert wird gleichzeitig, dass spezifische Wirkungen sich eindeutig auf ein pharmakologisches Wirkmittel zurückführen lassen. Nur solche Wirkungen werden im pharmakologischen Modell der Medizin anerkannt. Alle anderen werden hingegen als nicht erklärbar deklariert und als störend diffamiert. Gibt es aber in der Praxis der Heilkunde wirklich eine Wirkung, die einzig und allein auf ein pharmakologisches Mittel zurückgeführt werden kann? Oder handelt es sich hierbei um eine trügerische Illusion auf der Grundlage einer rein mechanistischen und reduktionistischen Vorstellung von Heilung?

Die älteste Heilweise der Welt

Die gerade geschilderte Sichtweise der modernen Medizin auf das Phänomen Placebo und Placebo-Effekt stiftet nicht nur Verwirrung, sondern sie lässt auch wichtige Fragen unbeantwortet. Wenn ein Placebo als etwas definiert wird, das keinen Wirkstoff enthält, kann es auch keine Wirkungen erzeugen. Der Begriff Placebo-Effekt ist damit irreführend. Effekte, die im Kontext der Gabe von Placebos entstehen, hängen nicht ursächlich mit dem Placebo an sich zusammen. In der therapeutischen Praxis kann auf die Gabe des gleichen Placebos sowohl ein Placebo-Effekt als auch ein Nocebo-Effekt folgen. Es können sogar gleichzeitig Placebo- und Nocebo-Effekte entstehen. Probanden können einerseits einen Nutzen durch den Placebo-Effekt haben, andererseits aber auch Schaden durch den Nocebo-Effekt erleiden. Es muss also einen erweiterten Wirkmechanismus für Placebo- und Nocebo-Effekte geben, der über die bloße Gabe des Placebos hinausgeht.

Diesen Wirkmechanismus zu beschreiben und damit die Verwirrungen rund um den Begriff Placebo aufzulösen, ist das Anliegen des vorliegenden Buches. Dabei gehen wir davon aus, dass Placebo- und Nocebo-Effekte in einem komplexen Zusammenspiel mehrerer Faktoren entstehen. Wir werden zeigen, dass Placebo- und Nocebo-Effekte sogar ohne die Gabe eines Scheinmedikaments und ohne Täuschung möglich sind. Faktoren und Wirkmechanismus sind in der umfangreich vorliegenden Literatur bereits gut beschrieben und aus der therapeutischen Praxis bekannt. Es handelt sich – wie bereits erwähnt – auf der einen Seite um innere Faktoren (Einstellungen, Erwartungen und Konditionierungen sowohl der Patienten als auch des Arztes) sowie auf der anderen Seite um äußere Faktoren (Kommunikation zwischen Arzt und Patient, therapeutisches Setting, Design des Placebos etc.). Allerdings wirken diese Faktoren nicht aus sich heraus. Entscheidend ist ein Faktor X, durch den sie überhaupt erst heilwirksam werden können. Dieser Faktor X ist zwar von alters her bekannt, aber er geriet durch die einseitige Sicht der modernen Medizin auf pharmakologische Wirkstoffe fast vollständig in Vergessenheit. Faktor X ist nichts anderes als das System der Selbstregulation, das überall in der Natur wirkt. Es wirkt still und bleibt im Unsichtbaren. Aber ohne Selbstregulation oder Selbstheilung ist keine Heilung möglich. Die erwähnten Faktoren, die das Entstehen von Placebo- und Nocebo-Effekten erklären sollen, sind eigentlich Impulse für die Selbstregulation, sie regen also die Selbstheilung an. Wie das geschieht, werden wir in diesem Buch näher beschreiben.

Für das System der Selbstregulation, das in jedem von uns wirkt, gibt es verschiedene Wörter. Bekannt sind vor allem die Ausdrücke „innerer Arzt“, „innerer Heiler“ oder „Apotheke im Kopf“. Was damit gemeint ist, hat der amerikanische Wissenschaftsjournalist Norman Cousins (1915-1990) anschaulich beschrieben. In seinem Buch „Der Arzt in uns selbst“[3] berichtet er von seiner Begegnung mit dem als „Urwaldarzt“ berühmt gewordenen Albert Schweitzer (1875-1965), der 1952 mit dem Friedensnobelpreis geehrt wurde:

„Als ich Albert Schweitzer fragte, wie er es sich erkläre, dass überhaupt jemand nach der Behandlung durch einen afrikanischen Medizinmann hoffen könne, gesund zu werden, sagte er, ich verlangte von ihm, ein Geheimnis zu enthüllen, das die Ärzte schon seit Hippokrates mit sich herumtrügen. ‚*Aber ich will es Ihnen trotzdem verraten*', sagte er [...] ‚*Der Medizinmann hat aus dem gleichen Grund Erfolg wie wir auch. Alle Patienten tragen ihren eigenen Arzt in sich. Sie kommen zu uns, ohne diese Wahrheit zu kennen. Wir sind dann am erfolgreichsten, wenn wir dem Arzt, der in jedem Patienten steckt, die Chance geben, in Funktion zu treten.*'“

Wir gehen in diesem Buch davon aus, dass es sich bei Placebo-Effekten um das Wirken dieses „inneren Arztes“ handelt. Den „inne-

3 Norman Cousins: Der Arzt in uns selbst. Die Geschichte einer erstaunlichen Heilung – gegen alle düsteren Prognosen. Aus dem Amerikanischen übersetzt von Klaus Schomburg u. Sylvia M. Schomburg-Scherff. Rowohlt, Reinbek bei Hamburg 1984.

ren Arzt" sehen wir als die Essenz einer jeden Heilung. In der modernen Medizin geriet er lange in Vergessenheit. Auf dem Umweg von klinischen Studien wurde er zunächst als Anomalie wiederentdeckt, aber gründlich missverstanden und in seiner Bedeutung verkannt. Schließlich wurde er auf die Rolle einer reinen Kontrollgröße reduziert und im Ergebnis fast vollständig verdrängt. Placebo-Effekte sind aber nichts anderes als das Wirken der Selbstregulation, die jeder Heilung zu Grunde liegt. Impulse kann der Prozess der Selbstregulation sowohl aus einem Medikament als auch aus einem Scheinmedikament beziehungsweise Placebo erhalten – freilich in Verbindung mit den anderen Faktoren, die bereits genannt worden sind. In dieser Hinsicht wundert es nicht, dass Placebos bisweilen auch als die älteste Heilweise der Welt bezeichnet werden; denn aus heutiger Sicht gab es bis in das 19. Jahrhundert hinein nur sehr wenige medizinische Interventionen, deren Anwendung für den Erkrankten sicher und deren Heilwirkung zuverlässig waren. Zurückblickend entsteht sogar der Eindruck, dass Heilkunde jahrhundertelang so etwas wie eine Placebo-Medizin war. Es wirkte nicht unbedingt eine stofflich-materielle Substanz, sondern vielmehr der gesamte Kontext. Dies ist auch durchaus heute noch der Fall.

In dieser Hinsicht kann das, was wir heute Placebo nennen, als äußerer Impuls der Selbstregulation verstanden werden, der unter bestimmten Bedingungen wirkmächtig werden kann. Möglich scheint dies zu sein, wenn dem Placebo durch bestimmte Handlungen und Informationen eine Art Aura verliehen wird, die eine heilende Kraft entstehen lassen kann. Was das bedeutet, hat der Arzt und Ethnologe Max Bartels (1843-1904) in seinem Werk „Die Medicin der Naturvölker. Ethnologische Beiträge zur Urgeschichte der Medicin"[4] geschildert. Er beschreibt, wie bei nordamerikanischen Ureinwohnern den für Heilung vorgesehenen Substanzen durch Rituale etwas Zusätzliches „aufgeladen" wurde:

4 Max Bartels: Die Medicin der Naturvölker. Ethnologische Beiträge zur Urgeschichte der Medicin. Mit 175 Original-Holzschnitten im Text. Leipzig. Th. Grieben's Verlag (L. Fernau). 1893. Online: https://www.projekt-gutenberg.org/bartels/medicin/medizin.html

„Bei den Indianern Nord-Amerikas, und zwar bis nach Alaska hinauf, wirkt nicht die Drogue an und für sich, sondern durch des Medicin-Mannes Zauberkraft wird ihr erst die Heilwirkung mitgetheilt. Alle Naturproducte, welche er sich für seinen medicinischen Gebrauch dienstbar zu machen beabsichtigt, müssen in geheimnissvoller Weise gekocht, umgerührt, geschüttelt und filtriert werden, und Rasseln mit der Zauberrassel, Summen, Murmeln und Singen von Beschwörungen müssen alle diese Prozesse begleiten. Hierdurch erst erlangen sie die rechte und heilkräftige Wirksamkeit."

Der erweiterte Blick – das Ende des Verwirrspiels

Auch wenn uns die Heilrituale von Naturvölkern heute wie eine Kuriosität vorkommen, so sind die Praxis und Realität der modernen Medizin gar nicht so weit davon entfernt. Der amerikanische Psychiater und Psychotherapieforscher Jerome D. Frank (1909-2005) hat sich bereits Anfang der 1960er Jahre mit dem Phänomen Placebo beschäftigt und eine andere Sicht beziehungsweise einen erweiterten Blick vorgeschlagen. Frank hat in seinem Modell zur therapeutischen Potenz vier Faktoren identifiziert, die für den Behandlungserfolg von besonders wichtiger Bedeutung sind. Diese Faktoren gelten in jeder Heilung: Sie wirken also im Schamanismus, in allen traditionellen Heilkunden und auch in unserer heutigen wissenschaftsorientierten Medizin. Frank nennt an erster Stelle eine gute *therapeutische Beziehung*, also eine Verbindung zwischen Therapeuten und Patienten, die eine therapeutische Allianz ermöglicht. An zweiter Stelle nennt Frank einen *Erklärungsmythos* für das Wirken einer therapeutischen Intervention. Wir ersetzen das Wort Erklärungsmythos in diesem Buch durch den Begriff Narrativ: Eine Erzählung, die die Intervention nicht nur begründet und verständlich macht, sondern die Betroffenen auch begeistert und an den Erfolg glauben lässt. An dritter Stelle führt Frank sogenannte *Insignien therapeutischer Macht* bei Heilern oder Therapeuten an. Er meint damit Embleme, die anzeigen, dass die Person kompetent und zur Heilung berechtigt ist. Der Schamane nutzt eine Feder, seine Trommel und sein Gewand. Der moderne Arzt hat seine Titel, seine Berufskleidung und spezielle Instrumente sowie Räume, in denen er tätig ist. All dies hat neben einer funktionalen Seite auch eine symbolische Kraft. Schließlich nennt Frank noch als wichtigen Wirkfaktor *therapeutische Rituale*, die den Patienten aktivieren und ihn zu einer gesteigerten Selbstwirksamkeitserwartung führen.

Diese vier von Frank genannten Basisfaktoren wirken begleitend und ergänzend bei jeder medizinischen Intervention. Sie sind nichts anderes als Impulse für die Selbstheilung. Sie sind es, die Placebo-Effekte ermöglichen und sogar einem Scheinmedikament (dem Placebo) zu Wirkkraft verhelfen. Sie sind der Geist in der Medizin – sie veredeln eine bloße Substanz durch das Geistige. Erst durch dieses Geistige können die Betroffenen der Substanz eine Bedeutung geben, die die Selbstheilung anregt und wirken lässt.

Bekannt war dies schon in der Heilkunst des antiken Griechenlands. Platon berichtet in seinem *Charmides* von seinem berühmten Lehrer, dem Philosophen Sokrates, der sich bisweilen auch als Arzt betätigte. Eine solche Personalunion war in der Antike keineswegs unüblich, denn Medizin, Mathematik und auch Musik gehörten noch zusammen. Bei Platon heißt es nun, dass ein an Kopfschmerzen leidender junger Mann, als er Sokrates um ein entsprechendes Mittel bat, eine überraschende Antwort erhielt. Sokrates hatte zwar ein passendes pflanzliches Heilmittel, führte aber aus, dass man neben diesem *Pharmakon* (φαρμάκον) auch einen *Spruch* (ἐπωδὴ τις) brauche. Ohne diesen Spruch bliebe die Arznei wirkungslos. Diese zusätzliche Intervention durch einen Spruch ist nun keineswegs mit Zauberei oder Magie zu verwechseln. Sie meint vielmehr das, was wir hier den Geist in der Medizin nennen, die Bedeutung, die die Betroffenen einem Mittel geben. Zum Ausdruck kommt hier ein ganzheitliches Verständnis der Heilkunst, dass der modernen Psychosomatik schon recht nahekommt. Sokrates fährt im *Charmides* fort, dass ihn ein Heilkundiger aus Thrakien gelehrt habe, „so wenig wie man wagen dürfe, die Augen ohne den Kopf, oder den Kopf ohne den ganzen Leib zu heilen, so sei es auch vergebens, den Leib ohne die Seele (σῶμα ἄνευ ψυχῆς) heilen zu wollen“.[5]

Diese grundlegende Aussage von Sokrates bezieht sich nicht nur auf Medikamente im engeren Sinne, also auf Arzneimittel. Sie gilt vielmehr für alle medizinischen Interventionen, auch für die Chirurgie und die manuelle Medizin. Jegliche medizinische Intervention bedarf des zusätzlichen Wirkens des Geistes. Dieses Wirken des Geistigen umfasst sowohl innere Prozesse von Einstellungen und Erwartungen der Beteiligten als auch Konditionierungen durch äußere Einflüsse. Die Ebene des Geistigen ist für jede Heilung von grundlegender Bedeutung, unabhängig davon, ob die Interventionen durch spezifische Mittel oder durch Scheinmedikamente beziehungsweise Scheinprozeduren erfolgen. So kann die Ebene des Geistigen auch das Geheimnis des Placebos aufklären: Sogar ein Nichts kann Wirksamkeit entfalten, wenn es durch passende innere und äußere Prozesse begleitet wird. Gedanken und Gefühle sowie Informationen und Kommunikation beeinflussen unseren Körper und können zu physiologischen Veränderungen führen. Spätestens durch die modernen bildgebenden Verfahren in der Gehirnforschung ist nachweisbar, dass es bei Placebo-Effekten nicht um bloße Einbildung geht, sondern reale Phänomene zum Ausdruck gebracht werden. Es verändert sich etwas im Gehirn und in der Folge im ganzen Körper.

Wenn bereits ein einziger Gedanke oder ein einziges Gefühl unser Wohlbefinden und damit unsere Gesundheit beeinflussen, ist der Ausdruck von der „Macht des Geistigen“ durchaus angebracht. Diese Macht wird umso bedeutsamer, wenn man die Kehrseite von Placebos, den Nocebo-Effekt, beachtet. Durch unsere Einstellungen und Erwartungen können wir uns auch Schaden zufügen. Wir

5 Vgl. dazu Quarch/Schröder (2019).

können uns selber sowohl gesund als auch krank machen. Eine gute Psychohygiene, womit eine grundlegende Haltung und Maßnahmen zum Schutz der geistigen Gesundheit gemeint sind, ist daher eine unverzichtbare Basis unserer Gesundheitskompetenz und Resilienz.

Wir werden im Folgenden darstellen, was die hier nur kurz vorgestellte Sichtweise auf das Phänomen Placebo und Selbstheilung praktisch bedeutet. Dabei werden wir über den sehr engen Placebo-Begriff in klinischen Studien weit hinausgehen. Insbesondere werden wir zeigen, dass Placebo-Effekte sich nicht auf die Gabe von Scheinmedikamenten begrenzen. Wir beschäftigen uns mit sogenannten Scheinoperationen, mit Heilmitteln in der komplementären Medizin, denen spezifische Wirkungen seitens der Schulmedizin abgesprochen werden, sowie mit Placebo-Effekten bei Kindern und in der Tiermedizin. Schließlich werden wir auf das interessante Phänomen von Placebo-Effekten außerhalb der Medizin eingehen. Das was für die Medizin bereits nachgewiesen ist, gilt nämlich auch im Sport und in der Musik, in der Werbung und im Konsum sowie in fast allen Lebensbereichen.

Nicht zuletzt lehrt uns das Phänomen Placebo, besser zu verstehen, wie beeinflussbar wir sind und wie leicht wir uns durch innere Einstellungen und Erwartungen sowie durch äußere Impulse steuern lassen. Doch es lässt uns auch bewusst werden, dass wir es selber in der Hand haben, wie wir die Welt da draußen sehen und mit Herausforderungen umgehen. Wir können unsere Einstellungen und Erwartungen selber beeinflussen und mitbestimmen, wie wir uns fühlen und was wir denken. Wir haben Einfluss darauf, ob wir uns ohnmächtig fühlen oder durch Erfahrungen zunehmender Selbstwirksamkeit wachsen und ein erfülltes Leben führen können. Es ist daher wichtig, über die medizinische Placebo-Forschung hinauszugehen und Forschungsergebnisse aus anderen Disziplinen (Psychologie, Kultur- und Medienwissenschaften sowie Werbeforschung) einzubeziehen. Erst eine solche interdisziplinäre Herangehensweise ermöglicht einen erweiterten Blick und eine neue Sicht auf ein Phänomen, das uns in fast allen Lebensbereichen betrifft.

Ein neuer Begriff – ein neues Narrativ

Wenn Placebo-Effekte gar nicht auf das zurückgeführt werden können, was als Placebo bezeichnet wird, ist das Wort Placebo irreführend und zu ersetzen. Es versperrt die Sicht auf das, was Placebo-Effekte hervorruft: Das Wirken der Selbstheilungskräfte und die Faktoren, die diese fördern. Ein erweiterter Blick auf das Placebo-Phänomen sollte zu einem neuen Begriff führen, der das alte Wort Placebo ablöst. Möglicherweise kann durch ein neues und passenderes Wort sogar ein Paradigmenwechsel in der Medizin eingeleitet werden. Ein solches Wort wird das „Wirken des Wirkungslosen" besser verstehbar machen und nicht weiter mystifizieren.

Anknüpfungspunkte für einen neuen Placebo-Begriff sehen wir vor allem in den Beiträgen des klinischen Psychologen und Wissenschaftshistorikers Harald Walach sowie des Medienwissenschaftlers Martin Andree. Martin Andree hat seine Sichtweise 2019 in einem Artikel in der Frankfurter Allgemeinen Zeitung einem breiten Publikum vorgestellt. Der Titel des Artikels lautet „Die Macht der Einbildung – Ein Placebo ist die beste Medizin".[6] Andree mahnt, dass die Durchsetzung dieser Erkenntnis sowohl die Schulmedizin als auch die alternative Heilkunde vor einen Scherbenhaufen stellen wird. Beide seien nämlich „in einem fundamentalen Irrtum gefangen". Er vergleicht die neuen Erkenntnisse in der Placebo-Forschung sogar mit früheren „epochalen Revolutionen in der Wissenschaft, die auf fatale Weise unbemerkt" geblieben sind. Ein Grund, dass wir uns ausführlicher mit diesem Placebo-Forscher beschäftigen werden.

6 Martin Andree: Die Macht der Einbildung. Ein Placebo ist die beste Medizin. In. Frankfurter Allgemeine, 16.02.2019. Online: https://www.faz.net/aktuell/wissen/die-macht-der-einbildung-ein-placebo-ist-die-beste-medizin-16045174.html

Andree ist indes nicht Mediziner und in der medizinisch sowie psychologisch geprägten Placebo-Forschung mehr oder weniger unbekannt. Als Medienwissenschaftler und Marketing-Experte hat er sich aber intensiv mit Fragen der Wirkungsforschung beschäftigt. Seine Gedanken zum Placebo-Effekt hat er in einem umfangreichen Buch publiziert, das bereits durch den Titel auffällt: „Placebo-Effekte. Heilende Zeichen, toxische Texte, ansteckende Informationen". Andree ortet Placebo-Effekte auch außerhalb der Medizin und plädiert für eine „Befreiung der Placebos aus ihrem Nischendasein". Seine Erkenntnisse beweist er durch neurowissenschaftliche Studien.

Ein besonders interessanter und wichtiger Aspekt der Sichtweise von Andree ist, dass er in jeder therapeutischen Behandlung zwei Faktoren sieht, die auf den Körper einwirken. Einerseits etwas Stoffliches wie ein pharmazeutisches Mittel, das er *Somatik* nennt. Andererseits etwas Sprachlich-Kommunikatives wie *Wörter* oder *Zeichen* jeder Art, das er *Semantik* nennt. Interessanterweise wirken nun beide, das stoffliche Wirkmittel auf der einen Seite und die sprachlich-kommunikativen Wirkmittel (Informationen) auf der anderen Seite, auf ganz ähnliche Weise. Beide aktivieren im Gehirn die gleichen Areale. Wörter, Zeichen, Informationen und Handlungen werden Bedeutungen zugesprochen, durch die sie wirkmächtig werden und biophysiologisch wirken können.

Andree nennt dieses Phänomen *Bedeutungswirkung* und weist darauf hin, dass der auf Somatik orientierten Medizin die Semantik eher „als esoterischer Hokuspokus stets suspekt gewesen" sei. Aber sie kann diese Bedeutungsebene auch nicht verdrängen; denn ein Arzt kann einen Patienten gar nicht behandeln, ohne dass dieser die Behandlung bemerkt und ihr eine Bedeutung gibt. Durch die Gabe von Placebos und durch bloße Placebo-Behandlungen können in einem therapeutischen Kontext also immer auch Bedeutungswirkungen entstehen. Diese erzeugen biophysiologische Reaktionen im Körper, die mit der Verabreichung wirkungsstarker Medikamente vergleichbar sind.

Andree belegt seine Thesen mit eindrucksvollen Beispielen aus placebo-kontrollierten Studien zu pharmakologischen Wirkmitteln und zu Operationen in der Chirurgie. Er geht aber über den Bereich der Heilkunde hinaus und beschäftigt sich mit vergleichbaren Phänomenen außerhalb der modernen Medizin. Auch in der Musik, im Sport, im Marketing und anderen Lebensbereichen sind Bedeutungswirkungen möglich; denn jedwede Information besitzt eine Art pharmakologisches Potenzial, das entweder wie ein Heilmittel oder wie ein Gift bio-manipulativ wirken kann.

Das Entstehen von Bedeutungswirkungen hängt eng zusammen mit den von Frank genannten Faktoren. Sie brauchen sowohl einen passenden Kontext (in Form einer wirkmächtigen Umgebung, einer tragfähigen therapeutischen Beziehung und eines symbolstarken therapeutischen Rituals) als auch ein Narrativ, das als Erklärungsmythos erforderlich ist und durch sprachlich-kommunikative Mittel wirkmächtig werden kann. Bedeutungswirkungen werden allerdings nicht „gemacht", sondern sie entstehen, wenn alle Faktoren passen. Entscheidend ist dabei aber, dass nur der Patient selbst einem Zeichen, einer Information, einer Intervention oder einer Handlung eine Bedeutung geben kann. Allein er entscheidet (bewusst oder unbewusst), ob und welche Bedeutung etwas für ihn hat. Voraussetzung einer Bedeutungs*wirkung* ist also eine Bedeutungs*erteilung*, die nur durch den Patienten selbst erfolgen kann. Wir stimmen daher Harald Walach zu, der (bereits vor Martin Andree) Placebo-Effekte als Wirkungen definiert hat, „die aufgrund der Bedeutung zustande kommen, die eine Intervention für eine Person hat".

Diese Beschreibung von Walach sowie die Sichtweise von Andree bilden den Ausgangspunkt für das vorliegende Buch. Wir möchten allerdings noch einen Schritt weitergehen und einen neuen Begriff vorschlagen. Dies erscheint uns aus zwei Gründen wichtig. Erstens ist der Begriff Placebo unscharf und verschleiert das, worum es wirklich geht: das Wirken der Selbstheilungskräfte. Zweitens hat das Wort einen schlechten Ruf, da es mit einem Akt des Täuschens in Verbindung gebracht wird. Ein Arzt möchte seine Patienten aber nicht täuschen, und Patienten möchten durch ihren Arzt auch nicht getäuscht werden. Zwar ist in klinischen Studien eine Täuschung beabsichtigt und in diesem Rahmen auch nachvollziehbar, aber der Placebo-Effekt entsteht nicht durch eine Täuschung. Vielmehr geht es – wie wir gesehen haben – um eine Bedeutungserteilung, die durch den Patienten selbst erfolgt. Der Patient „entscheidet", ob eine bestimmte Gabe oder eine bestimmte Handlung zu einem Placebo- oder zur einem Nocebo-Effekt bei ihm führen wird. Dabei spielen neben dem Placebo die gesamte Situation sowie insbesondere Konditionierungen, Erfahrungen, Erwartungen und Einstellungen des Patienten eine wichtige Rolle. Alles, was in einer gegebenen Situation zur Generierung von Bedeutung beiträgt oder einen kommunikativen Wert hat, ist wichtig.

Diese neue Sicht auf das Thema Placebo und Placebo-Effekt macht deutlich, dass in der Medizin ein neues Narrativ fällig ist. Das alte Narrativ vom kranken Menschen als Patienten hat ausgedient. Es sollte abgelöst werden von einem Narrativ, das den kranken Menschen zum Protagonisten der eigenen Heilung macht. In diesem neuen Narrativ ist der kranke Mensch Experte in eigener Sache (für seine Gesundheit und seinen Lebensstil). Er kennt seine Grenzen und Probleme auf der einen sowie seine Ressourcen und Möglichkeiten auf der anderen Seite. Er weiß über die Macht der Gedanken und Gefühle. Er ist selbst das Placebo – wie es so passend Joe Dispenza ausgedrückt hat. Der Arzt begleitet und berät einen solchen Menschen in einer doppelten Rolle: Als Experte mit seiner medizinischen Kompetenz und als Gesprächspartner mit seiner psychologischen Kompetenz. Er leitet ihn auf dem Weg der Selbstheilung und führt ihn in die Selbstwirksamkeit.

Gibt es für ein solches Narrativ und für das Konzept der Bedeutungswirkung ein passendes Wort, das dies zum Ausdruck bringen und das nicht mehr passende Wort Placebo ablösen kann? Wir schlagen als neues Wort und in Anlehnung an die bereits bestehenden

Begriffe *Placebo* und *Nocebo* das Wort *Valebo* (lat.: „ich werde gesund sein“ „ich werde gelten“) vor. Dieses Wort, das wir im weiteren Verlauf des Buches näher begründen werden, löst die beschriebene Verwirrung rund um das Wort Placebo auf. Es bringt die wesentlichen Aspekte jeder Heilung zum Vorschein: Selbstregulation und Selbstheilung, die Orientierung auf das Expertentum des Betroffenen und vor allem seine Selbstwirksamkeit. Valebo bedeutet innere Haltung, förderliche Einstellungen und Erwartungen, die die Kräfte der Selbstheilung anregen, so dass Valebo-Effekte entstehen können. Das alte Wort Placebo kann dann zukünftig weiterhin Verwendung finden – allerdings konsequent auf den Gebrauch in klinischen Studien für den Bedeutungsinhalt ‚Scheinmedikament‘ begrenzt.

Aktualität und Relevanz der Placebo-Thematik

Die Beschäftigung mit der Placebo-Thematik und die Versuche einer Klärung dieses Phänomens sind keineswegs nur von akademischem Interesse und auf die Medizin begrenzt. Wir werden zeigen, dass es um etwas geht, das für fast alle Lebensbereiche wichtig ist. Placebos und Placebo-Effekte sowie Nocebos und Nocebo-Effekte begegnen uns auf Schritt und Tritt. Sie beeinflussen unser Leben und unsere Sicht auf die Welt. Sie können uns manipulieren, aber wir können sie uns auch zu Nutze machen. Das Wissen über diese Phänomene ist gerade in bewegten Zeiten von großer Bedeutung, wo es darum geht, Täuschungen zu erkennen sowie mit der Kraft des eigenen Bewusstseins Schaden abzuwehren und Selbstheilung anzuregen.

Nicht zuletzt in der Corona-Krise zeigt sich, dass Placebo und Nocebo als Kampfbegriffe durch Medien und Politik in zunehmender Weise funktionalisiert werden. So gibt es eine ganz Flut von Medienberichten, die unerwünschte Nebenwirkungen der Impfungen zu bloßen Nocebo-Effekten machen. Nahrungsergänzungsmittel und Naturheilverfahren zur Stärkung des Immunsystems werden hingegen als etwas dargestellt, das nicht über einen Placebo-Effekt hinausgeht. Bestimmte Äußerungen in Politik und Medien können Angst und Panik auslösen, wenn die Aufmerksamkeit zu sehr auf Gefahren und Risiken gelenkt wird. Gerade hier zeigt sich das toxische Potenzial von Informationen und Framing sowie insbesondere von Narrativen: Etwas, das nicht stofflich ist, kann verheerende Auswirkungen haben – körperlich, geistig und seelisch. Nocebo-Effekte sind – so zeigt sich gerade jetzt – keineswegs nur etwas Eingebildetes. Es sind reale biophysiologische Reaktionen, die sogar bis zum Tod führen können.

2
Die folgenreiche Geschichte eines Wortes

„Jedes Wort ist ein Wort der Beschwörung.
Welcher Geist ruft – ein solcher erscheint."
Novalis (1772 - 1801)[7]

Wörter erzählen Geschichten

Menschen schaffen Wörter, damit sie die Welt besser verstehen und sich miteinander verständigen können. Sie bezeichnen Objekte und Sachverhalte, indem sie ihnen Namen geben oder Wörter zuordnen. Mithilfe der Sprache können sie über die Objekte und Sachverhalte nachdenken und kommunizieren. Die Aneignung der Welt hat sehr viel mit Sprache zu tun. Wörter beeinflussen uns dabei, wie wir die Welt sehen und deuten, was wir denken.

Haben Menschen aber erst einmal ein Wort in die Welt gesetzt, so führt es rasch eine Art Eigenleben, denn es beeinflusst Menschen seinerseits. Worte sind keineswegs starre Gebilde oder nur Namen für Dinge, Lebewesen und Zusammenhänge zwischen diesen. Sie bedeuten etwas, das hochkomplex sein kann. Worte berühren Menschen auf eine bestimmte Weise und lösen Gefühle aus. Fast jedes Wort entwickelt sich im Laufe seiner Nutzung. Es kann immer wieder neue Bedeutungen (Inhalte) ausdrücken und Verbindungen mit anderen Wörtern eingehen. Ein Wort kann sogar gleichzeitig mehrere Bedeutungen haben. Es kann Nebenbedeutungen annehmen und auf ganz andere Bereiche außerhalb seiner ursprünglichen Herkunft übertragen werden. Schließlich kann ein Wort von einer Wortart zu einer anderen wechseln, so dass aus einem Verb ein Substantiv wird.

7 Novalis: Fragmente. Erste, vollständig geordnete Ausgabe. Hg. von Ernst Kamnitzer. Dresden 1929.

Als bloße Form bleibt es dann zwar gleich, aber die Möglichkeiten, etwas auszudrücken, erweitern sich.

Dies beschreibt auch den Weg der lateinischen Wortform *placebo*. Placebo ist ein besonders interessantes Beispiel für die Weiterentwicklung und Verbreitung eines Wortes zwischen einerseits Kontinuität und andererseits Bedeutungswandel. Die Geschichte dieses Wortes, das sich auf vielen Umwegen einen festen Platz im Deutschen und anderen Einzelsprachen erobert hat, soll im Folgenden erzählt werden; denn die Kenntnis dieser Geschichte wird helfen, die in der Einleitung bereits geschilderten Verwirrungen aufzulösen.

Von der Liturgie über die Abwertung im allgemeinen Sprachgebrauch bis zur Sprache der Medizin

Wir verfolgen nun die Geschichte des Wortes bis in das 13. Jahrhundert zurück. Zum sicheren Wissen über das Wort Placebo gehört, dass es aus dem Lateinischen stammt und die Wortform *placebo* dort für die 1. Person Singular Futur I des Verbes *placere* steht. Seine ursprünglichen Bedeutungen sind: ‚Ich werde gefallen', ‚ich werde belieben' und ‚ich werde gefällig sein'. Über diese Bedeutungen im Wortschatz des Lateinischen hinaus erfährt das Wort in der mittelalterlichen Liturgie der Katholischen Kirche eine besondere Verbreitung; denn der letzte Vers des Wechselgesangs der Totenmesse lautet im Kirchenlatein: „Placebo Domino in regione vivorum" – „Ich werde wohlgefällig sein vor dem Herrn im Lande der Lebenden". Seit dem 13. Jahrhundert wird diese Totenvesper daher kurz auch als *Placebo* bezeichnet. Das Wort war damit jedermann bekannt. Allerdings nicht in seiner ursprünglichen Bedeutung (wie im Latein), sondern als Ausdruck für etwas, das Trauernde zu verrichten hatten. Damit transformierte es in seinem Gebrauch im Deutschen (und anderen Sprachen) vom Verb zum Substantiv, was sich bis heute so erhalten hat.

Gesungen wurde das „Placebo Domino" von den Hinterbliebenen. Die Totenvesper war durch die Kirche vorgeschrieben und erforderte wohl nicht nur Zeit von den Trauernden, sondern wurde von einigen wahrscheinlich auch als Last empfunden. Eine Änderung der Liturgie ermöglichte es daher, gegen ein Entgelt Stellvertreter für den „Placebo-Dienst" zu beauftragen. Diese nannte man auch *Placebo-Sänger*, und es entstand die Redewendung, für *jemanden ein Placebo singen*. Die ursprüngliche Bedeutung des Wortes in der Liturgie bestand zwar weiter, wurde aber durch die neue Nebenbedeutung im täglichen Sprachgebrauch überdeckt. Das Wort ging nun seinen eigenen Weg. Es wurde fortan auch in abwertender Bedeutung verwendet. Ein bezahlter Placebo-Sänger singt ja im Auftrag und für jemand anderen gegen Bezahlung. Es geht um Ersatz auf Kosten der Echtheit. Der Ersatz-Sänger gilt nicht als authentisch. Man unterstellt ihm, dass er Trauer nur heuchelt. Die eigentlich positive Bedeutung des Wortes, das Placebo zur Erinnerung an den Toten zu singen, wird nun durch die eher abwertenden Bedeutungskomponenten *Täuschung*, *Ersatz*, *Scheinheiligkeit* und *Schmeichelei* begleitet, die sich im Sprachgebrauch durchsetzen. Ein bislang positiv besetztes Wort erhält die Bedeutungskomponenten des Vorwurfs sowie der Abwertung zugeschrieben, die auch außerhalb des Bezuges auf das Singen der Totenvesper Gebrauch finden.

Vor dem Hintergrund dieser Entwicklung erhält das Wort im 18. Jahrhundert in den anglophonen Ländern Eingang in die Sprache der Medizin. Ärzte benutzen es in Berichten sowie Veröffentlichungen. Gebrauch und Bedeutung des Wortes sind aber keineswegs einheitlich. Bringt es einerseits doch immer noch die Totenvesper zum Ausdruck, andererseits aber auch die Täuschung und den Ersatz.

Mit seiner Aufnahme in das Fachwörterbuch „Motherby's New Medical Dictionary" im Jahr 1785 erhält das Wort schließlich einen sichtbaren Ausdruck in der Medizin der damaligen Zeit.[8] De-

8 CE Kerr, I Milne, TJ Kaptchuk: William Cullen and a missing mind-body link in the early history of placebos. 2008. Online: (10.1258/jrsm.2007.071005).

finiert wird es dort als ein alltägliches Medikament oder Verfahren („a common place medication or method").[9] Bis heute ist indes nicht klar, warum Placebo in diesem Wörterbuch so definiert worden ist – ohne Bezug auf Wohlgefallen, Ersatz oder Täuschung. Die überzeugendste Erklärung dafür liefert wohl der Pharmakologe Jeff Aronson. Er weist darauf hin, dass *placere* im Lateinischen auch ‚populär sein' bedeuten kann. So könnten mit Placebo in diesem Wörterbuch also Medikamente und Verfahren gemeint sein, die als ausreichend wirksam galten oder zumindest als wirksam empfunden wurden, um von den Leuten als beliebtes und bewährtes Heilmittel angenommen zu werden. In später erschienenen Wörterbüchern lässt sich allerdings eine Bedeutungsverschiebung feststellen. Der englische Arzt und Apotheker Joseph Fox (1758-1832) definiert 1803 in seinem „A New Medcial Dictionary" *Placebo* auf eine neue Weise und nimmt die Bedeutungskomponente *schmeicheln* wieder auf: „An epithet given to any medicine adapted more to please than benefit the patient" – „Ein Beiname, der jeder Medizin gegeben wird, die mehr dazu geeignet ist, dem Patienten zu gefallen, als ihm zu nützen." Ähnlich definierte es dann auch 1811 der englische Arzt Robert Hooper (1773-1835) in „Hooper's Medical Dictionary": „Any medicine adapted more to please than benefit the patient" – „Jede Medizin, die mehr dem Wohlbefinden als dem Nutzen des Patienten dient." Die Bedeutungskomponenten Gefälligkeit und Täuschung klingen hier schon deutlich an – der Nutzen für den Patienten wird bereits kritisch hinterfragt.

Die Gründe für diese Bedeutungsänderungen in den medizinischen Wörterbüchern sind bislang nicht geklärt. Jeff Aronson diskutiert mehrere Möglichkeiten, wobei er als Erklärung auch in Betracht zieht, dass an die früheren Bedeutungskomponenten Schmeicheln und Täuschen wieder angeknüpft worden ist. Ein Placebo könnte dann so verstanden werden, dass es sich um eine medizinische Intervention handelt, die dem Patienten schmeichelt, damit er glaubt,

9 Jeff Aronson: Please, please me. BMJ. 1999 Mar 13; 318(7185): 716. Online: https://www.ncbi.nlm.nih.gov/pmc/articles/PMC1115150/.

sie sei wirksam. Aronson folgert, dass auf diese Weise das Wort *Placebo* möglicherweise eine Transformation durchmachte: Es wandelte sich von einem beliebten Medikament mit einer nützlichen, wenn auch geringen Wirkung zu einem Medikament ohne jegliche Wirkung oder zu einem, auf das man sich nicht verlassen konnte. Aronson appelliert, dass durch weitere Studien zum Wortgebrauch vor 1785 sowie zur Jahrhundertwende (18./19. Jahrhundert) mehr Klarheit geschaffen werden sollte.

Nicht auszuschließen ist aber auch, dass die Bedeutungskomponenten Gefälligkeit und Täuschung im 18. Jahrhundert sowie bereits lange davor von Ärzten bewusst nicht öffentlich kommuniziert wurden, möglicherweise sogar verschwiegen worden sind. Ein Hinweis darauf findet sich jedenfalls in einer für die Placebo-Forschung interessanten Notiz des amerikanischen Mediziners O. H. Perry Pepper (1884-1962), die dieser 1945 veröffentlicht hat.[10] Pepper weist darauf hin, dass Placebos im 19. und zu Beginn des 20. Jahrhunderts von Ärzten frei verschrieben wurden und das Wort im täglichen Gebrauch war. Bei seiner Beschäftigung mit der Entstehung des Begriffs wundert er sich aber, dass dieser in den Wörterbüchern erst so spät auftaucht. Er vermutet nämlich, dass die Verwendung von Arzneimitteln auf diese Weise so alt wie die Medizin selbst ist. Aber: „Die Verabreichung eines Placebos – wann, wie, was – scheint eine Aufgabe des Arztes zu sein, die, wie bestimmte Funktionen des Körpers, in höflicher Gesellschaft nicht erwähnt werden sollte." Pepper meint daher auch, dass die Definition von Placebo als ein alltägliches beziehungsweise populäres Medikament oder Verfahren in gewisser Hinsicht nur zu wahr ist.

So verwendete bereits vor dem Erscheinen der Wörterbücher von Fox (1803) und Hooper (1811) der schottische Arzt und Pharmakologe William Cullen (1710-1790) das Wort Placebo in der Bedeutung von Gefälligkeit und Täuschung. Er umschrieb damit, dass er Pa-

10 O. H. Perry Pepper: A Note on the Placebo. In: American Journal of Pharmacy, Vol. 117. November, 1945, No. 11, S. 409-412.

tienten auch solche Arzneimittel verabreichte oder verschrieb, von deren Wirksamkeit er fachlich nicht überzeugt war. Dies vor allem in solchen Fällen, um dem Kranken überhaupt etwas geben zu können.[11] Dieses von Cullen und von den Wörterbüchern vorgetragene Verständnis zum Wort *Placebo* blieb in englischer Sprache in der Folge weiterbestehen. Es veränderte sich erst wieder Ende der 1940er Jahre, als die Lexika damit begannen, den Begriff Placebo auf nicht aktive pharmakologische Substanzen zu beziehen, die von nun an als Mess- und Kontrollgröße für Arzneimittelstudien benötigt wurden.[12]

Schließlich hat vor Cullen der englische Arzt Alexander Sutherland (1730-1773) das Wort Placebo in einem Verständnis genutzt, das hier nicht unerwähnt bleiben soll. In seinem Buch „Attemps to revive ancient medical doctrines" macht er sich über einen bestimmten Typus von Modeheiler oder Scharlatan lustig, den er Placebo nennt.[13] Diese Bedeutungskomponente ist vielleicht ein Beleg für die Abgrenzungsversuche der studierten Ärzteschaft in dieser Zeit gegen Konkurrenten von unberufener Seite. Auch heute werden Vertreter und Methoden der komplementären Medizin von Kritikern und in den Medien durch die Verwendung des Wortes Placebo geschmäht. Ihnen wird *Placebo-Heilung* vorgeworfen, ihre Erfolge mit den Worten *bloßer Placebo-Effekt* infrage gestellt.

Das Wort Placebo-Effekt gab es freilich noch nicht im 18. Jahrhundert und es gab auch noch nicht den Begriff Placebo in seiner heutigen Grundbedeutung. Bis zu dieser Bedeutungszuschreibung im Sinne einer nicht aktiven pharmakologischen Substanz im Rahmen medizinischer Studien war es noch ein weiter Weg. Wir werden uns

---

11 Placebo in der Medizin. Herausgegeben von der Bundesärztekammer auf Empfehlung ihres Wissenschaftlichen Beirats. Deutscher Ärzteverlag, Köln 2011. Online: https://www.bundesaerztekammer.de/fileadmin/user_upload/downloads/Placebo_LF_1_17012011.pdf. S. 21.

12 Matthias Blanz: Plazebos – Medizinhistorische Aspekte und Definitionsansätze. In. Fortschr. Neurol. Psychiat. 59 (1991), S. 365.

13 Robert Jütte: The early history of the placebo. In: Complementary Therapies in Medicine. Volume 21, Issue 2, April 2013, Pages 94-97.

dies am Beispiel der beiden Sprachen Deutsch und Englisch ein wenig anschauen.

Das Wort Placebo im Deutschen und im Englischen

Das Wort Placebo hat mehr oder weniger zeitgleich und beginnend mit dem 13. Jahrhundert Eingang sowohl in das Englische als auch in das Deutsche gefunden. Die Aufnahme in das Deutsche und das Englische vollzog sich aber nicht in gleicher Weise. Kennzeichnend für das Englische ist, dass die Wortform *Placebo* sich bereits im 18. Jahrhundert in der medizinischen Fachsprache belegen lässt – mit den bereits genannten Bedeutungen. Für das Deutsche kann dies nicht bestätigt werden, obwohl sich die Entwicklungen in der Medizin sicher nicht wesentlich voneinander unterschieden haben.

Für das Deutsche und Englische liegen digitale Wörterbücher vor, die die Recherche nach Entstehung, Verlauf und Bedeutung von Wörtern relativ einfach machen. Wir nutzen im Folgenden das umfangreiche „Collins English Dictionary“ (kurz: COLLINS[14]) und das „Digitale Wörterbuch der deutschen Sprache“ (kurz: DWDS[15]), da diese online und kostenfrei zugänglich sind. Beide Wörterbücher enthalten Sammlungen mit Textbelegen, die bei COLLINS ca. 300 Jahre und für das DWDS sogar ca. 400 Jahre zurückreichen. Für unsere Zwecke von Interesse sind in diesen Wörterbüchern die Angaben zu Definitionen und Bedeutungen sowie zu Häufigkeiten und zum zeitlichen Verlauf von Wörtern.

Beginnen wir mit dem Deutschen. Das DWDS hat einen sehr ergiebigen Eintrag zum Stichwort *Placebo* und macht auch zur Wortbildung und zu typischen Verbindungen Angaben. Genannt werden die Wortformen *Placeboeffekt* und *Placebogruppe*. Für beide gibt es

14 Online und kostenfrei zugänglich unter: https://www.collinsdictionary.com.
15 Online und kostenfrei zugänglich unter: https://www.dwds.de.

jeweils einen eigenen Eintrag. Weitere Bildungen auf das Grundwort Placebo nennt das DWDS nicht. Zu Placebo bietet es einen sogenannten Vollartikel, der 2017 von einem Team des DWDS erstellt worden ist. Ein Vollartikel enthält Angaben zur Bedeutung des Wortes mit Belegen aus den Textsammlungen, zu Kollokationen (zur inhaltlichen Kombinierbarkeit des jeweiligen Wortes mit anderen sprachlichen Einheiten) sowie zum Wortprofil und zum Wortverlauf. Für den Wortverlauf stehen im DWDS historische Korpora (1465-1969), Zeitungskorpora, Politische Reden (1982-2020) und weitere Textsammlungen zur Verfügung. Differenziert werden kann bei der Recherche nach bestimmten Textklassen: Belletristik, Gebrauchsliteratur, Wissenschaft und Zeitung.

Definiert wird Placebo im DWDS als „suggestiv wirkendes Arzneimittel ohne medizinisch relevante Inhaltsstoffe, das einen Placeboeffekt haben kann". Als Synonym wird *Scheinmedikament* genannt. Keine Angaben macht das DWDS zur Vorgeschichte des Wortes, aber es gibt Aufschluss über den Wortverlauf, der die unglaubliche Karriere des Wortes von 1946 bis heute anzeigt: Betrug die Frequenz 1940-49 nur 0,02, so stieg sie in der nächsten Dekade bereits auf 0,10 und 1990-99 auf 0,22. Noch deutlicher zeigt es sich im Zeitungskorpus des DWDS. Konnte das Wort 1946 in Zeitungen noch gar nicht belegt werden, so betrug die Frequenz 2006 bereits 0,77. Das ist ein rasanter Anstieg, bedeutet aber nicht, dass das Wort damit zu den weit verbreiteten Wörtern gehört. Daher zum Vergleich: Das Wort *Medikament* hat eine Frequenz von über 25, das Wort *Arzt* von über 100 und das Wort *Familie* erreicht sogar einen Wert von über 325.

Interessanterweise finden sich im Wortverlauf Hinweise dafür, dass Placebo in der deutschen Sprache Mitte des 16. Jahrhunderts bis Anfang des 17. Jahrhunderts bereits eine relativ große Verbreitung genossen hat. In der Dekade von 1660-69 erreichte es eine Frequenz von 0,33, fiel dann aber wieder in der Dekade 1760-69 und in den darauffolgenden Jahren bis einschließlich der Dekade 1830-39 auf

0,01. Einen Anstieg gab es lediglich in der Textklasse Gebrauchsliteratur in der Zeit zwischen 1840-1909. Die folgenden Beispiele mögen zeigen, dass sich die Verwendung des Wortes Placebo aber keineswegs auf das „Placebo Domino“ der Kirche begrenzte, sondern der bereits beschriebene abwertende Gebrauch schon damals im Deutschen verbreitet war.

Im Lexikon von Wander (Deutsches Sprichwörter-Lexikon. Bd. 3. Leipzig 1873) werden mehrere Hinweise auf die Bedeutung des Wortes gegeben:

Einem das (oder: ein süss) Placebo singen. Wo man das Placebo singt, da muss die Wahrheit zurückstehen.

Auf den Punkt hat es Friedrich Gladov in seinem „A la Mode-Sprach der Teutschen Oder Compendieuses Hand-Lexicon“ (Nürnberg 1727) gebracht:
Placebo spielen, heist, nach dem Munde reden, flattiren.

Die abwertenden Bedeutungskomponenten Täuschung und Schmeichelei schwingen also im Deutschen als eine Art Grundmotiv über Jahrhunderte mit, bevor sich eine ganz andere Bedeutung in der Medizin durchsetzen konnte. Es finden sich allerdings keine Belege dafür, dass sich im Deutschen die abwertende Bedeutung von Placebo auf Medizin und ärztliche Behandlungen übertragen hat, so wie wir es für das Englische schon aufgezeigt haben.

Für das Englische können wir auf eine differenziertere Wörterbucharbeit zurückgreifen, was die Wortform Placebo betrifft. Neben dem Stichwort Placebo gibt es im COLLINS Einträge zu den zusammengesetzten Wörtern: *placebo effect*, *placebo group*, *placebo pill*, *placebo response*, *placebo treatment*. Wie das DWDS hat auch COLLINS zu Placebo einen Vollartikel, also einen ausführlichen Eintrag, der aus einer Definition, etymologischen Angaben, Beispielsätzen, Kollokationen und Trends (Wortverlaufskurve im

DWDS). Es wird die Bedeutung im Britischen und Amerikanischen Englisch unterschieden.

Die grundlegende Definition zu *Placebo* lautet: „Placebos are used when testing new drugs or sometimes when a patient has imagined their illness". COLLINS geht hier also vor allem vom Gebrauch des Wortes in der medizinischen Praxis aus, wonach Placebos a) bei der Erprobung neuer Medikamente eingesetzt werden oder b) manchmal, wenn sich ein Patient seine Krankheit eingebildet hat. Darüber hinaus nennt COLLINS für drei Bereiche spezifische Bedeutungen:

a) Medizin: „An inactive substance or other sham form of therapy administered to a patient usually to compare its effects with those of a real drug or treatment, but sometimes to provide psychological benefit to patients by allowing them to believe they are receiving treatment" – Eine inaktive Substanz oder eine andere Scheinbehandlung, die einem Patienten verabreicht wird, um ihre Wirkung mit der eines echten Arzneimittels oder einer echten Behandlung zu vergleichen, manchmal aber auch, um den Patienten einen psychologischen Nutzen zu verschaffen, indem man sie glauben lässt, dass sie behandelt werden.

b) Allgemeinsprache: „Something said or done to please or humour another" – Etwas, das gesagt oder getan wird, um einen anderen zu erfreuen oder zu belustigen.

c) Katholische Kirche: „A traditional name for the vespers of the office for the dead" – Eine traditionelle Bezeichnung für die Vesper des Totenamtes.

Für das Amerikanische Englisch werden in COLLINS aus „Webster's New World College Dictionary" die Bedeutungen zu den gleichen drei Bereichen genannt. Der Eintrag unter Medizin unterscheidet sich aber:

„A harmless, unmedicated preparation given as a medicine merely to humor a patient, or used as a control in testing the efficacy of another, medicated substance" – Eine harmlose, nicht medikamentöse Zubereitung, die als Medikament lediglich zur Erheiterung eines Patienten verabreicht wird oder als Kontrolle bei der Prüfung der Wirksamkeit einer anderen medikamentösen Substanz dient.

In der Rubrik „Specialist English" werden aus der pharmakologischen Fachliteratur noch weitere Textbelege zum Wort Placebo angeboten: „A placebo is a substance with no chemical effects given to a patient instead of a drug" – Ein Placebo ist eine Substanz ohne chemische Wirkung, die einem Patienten anstelle eines Arzneimittels verabreicht wird.

Die Trends (Wortverlaufskurve) zu Placebo zeigen, dass das Wort auch im Englischen erst beginnend mit den 1950er Jahren eine größere Rolle spielt und die Frequenzwerte zumindest über dem Wert 1 liegen. In den 1950er Jahren lag dieser Wert zunächst noch unter 0,1; erst 2003 hat er die Spitze von 2,25 erreicht. In Erinnerung gerufen sei noch einmal, dass das Wort Placebo im Englischen zumindest in medizinischen Wörterbüchern gegen Ende des 18. und Anfang des 19. Jahrhunderts Eingang gefunden hat. Ob es im Sprachgebrauch von Ärzten aber eine Rolle gespielt hat, kann hier nicht beantwortet werden. Gleichwohl gibt es Hinweise darauf, dass Ärzte sich des Phänomens Placebo im Sinne positiver psychologischer Einwirkung durchaus bewusst waren.

Placebo-Phänomene in der Geschichte der Heilkunde

Das, was wir heute in einem erweiterten Verständnis Placebo nennen, war in der Geschichte der Heilkunde lange bekannt, wurde allerdings nicht mit dem Wort Placebo bezeichnet. Es handelt sich aber um das, was wir im Folgenden Placebo-Phänomen nennen.

Zum besseren Verständnis des Placebo-Phänomens ist ein kurzer Blick in die Geschichte der Medizin vonnöten. Bis weit ins 19. Jahrhundert hinein gab es noch keine durch Studien geprüfte Arzneien. Der Arzt war noch mehr Heilkünstler als Wissenschaftler, und er stand auch im Wettbewerb mit nicht studierten Heilern jeglicher Couleur: den Scharlatanen. In einer solchen Situation ist es durchaus verständlich, dass der Arzt seinen Patienten auch gefällig sein möchte. Dies durfte allerdings nicht als Schmeichelei oder Täuschung erkannt und erst recht nicht allgemein bekannt werden. Da es noch keine geprüften und pharmakologisch aktiven Arzneien gab, fühlten sich Ärzte nicht selten machtlos, wenn es um die Behandlung von Patienten mit sehr schweren oder auch nicht bekannten Krankheiten ging. Es gab entweder keine wirksamen Heilmittel oder der Gebrauch war mit Risiken für Leben und Gesundheit des Patienten verbunden.

Seit der Antike ließen sich Ärzte in der Hippokratischen Tradition durch einen wichtigen Dreisatz leiten: Zuerst und vor allem nicht schaden – zweitens vorsichtig sein – drittens heilen. Das Wissen um die potenziellen Risiken ärztlicher Interventionen verlangte eher Zurückhaltung. In einer solchen Situation fühlten sich Ärzte vermutlich oft hilflos. Gar nichts machen und dem Priester übergeben? Eine riskante Behandlung machen und eine Verschlechterung oder sogar den Tod riskieren?

Zwischen diesen Extremen hat sich vermutlich schon sehr früh eine dritte Möglichkeit aufgetan. Der Arzt kann für den Patienten dennoch da und ihm „gefällig sein". Er verabreicht oder verschreibt zum Beispiel ein nur scheinbares Arzneimittel. Dieses Scheinmittel kann dabei leer sein oder es enthält nichts beziehungsweise nicht genug von etwas, was den Kranken auf der stofflichen Ebene beeinflussen könnte. Für diese Intervention hat der Arzt indes edle Motive. Er möchte den Patienten nicht enttäuschen und ihm nicht die Hoffnung nehmen. Er möchte auch selbst nicht schlecht dastehen und das Risiko eingehen, seinen Ruf als Arzt zu verlieren. So erfolgt ein wohlwollender kleiner Schwindel. Der Patient wird dabei zwar getäuscht, weiß dies aber nicht oder verdrängt es; denn Arzt und Apotheker sind Autoritäten und Vertrauenspersonen. Möglicherweise erhält der Patient durch die Aufmerksamkeit seitens des Arztes einen Impuls für die Selbstheilung – und es geht ihm wieder besser. Vielleicht ist er aber auch nur seinerseits dem Arzt und Apotheker gefällig und macht beiden etwas vor. Es ist nicht auszuschließen, dass sich alle gegenseitig gefällig sind und sich sogar selbst täuschen – ohne dass Täuschungen und Schmeicheleien auffliegen müssen.

Die geschilderten Umstände waren Ärzten schon lange vor der Verwendung des Wortes Placebo nicht unbekannt. Sie konnten sich zudem auf ein Natur- und Menschenbild stützen, das sie ihre Tätigkeit in einer Haltung der Demut verrichten ließ. Der Arzt musste noch nicht der große „Macher" sein, sondern er machte seinen Dienst vor Gott und im Einklang mit der Natur. Die Geschichte der Medizin vor dem Zeitalter der wissenschaftlich geprüften Arzneimittel ist vor diesem Hintergrund vielleicht nicht zuletzt auch eine Geschichte von Placebos und Placebo-Effekten – ohne dass dieses Wort damals Verwendung fand. Der Psychiater Arthur K. Shapiro (1923-1995) hat eine solche Position bereits in einer frühen Studie zu Placebos im Jahr 1959 vertreten und mit medizinhistorischen Fakten belegt.[16]

Scheinmedikamente gab es bereits in der Antike. Schon bei Platon finden wir einen Hinweis darauf. In dem bereits zitierten Charmides deutet er auch Scheinbehandlungen an. Jemand möchte zu Sokrates einen Mann bringen, der unter morgendlichen Kopfschmerzen leidet. Augenzwinkernd spricht er zu Sokrates: „Und was spricht dagegen, so zu tun, als wüsstest du ein gutes Mittel gegen Kopfweh?"[17] Die Fortsetzung in Charmides zeigt allerdings, dass der Glaube, dass ein Arzneimittel aus sich heraus wirken könne, relativ neuen Datums ist. Ohne einen passenden Kontext, ohne ein Gespräch und ohne bestimmte Rituale war eine Heilung in der Antike überhaupt

16 Arthur Shapiro: The placebo effect in the history of medical treatment. Implications for Psychiatry. In: American Journal of Psychiatry, Volume 116, Issue 4, October 1959. S. 301.

17 Chrm. 155b. Zitiert bei Quarch/Schröder (2019). A.a.O.

nicht denkbar. Dieses Wissen und die Macht der wohlwollenden Täuschung hängen eng miteinander zusammen und haben ein Potenzial, das es wiederzuentdecken gilt.

Vom vergessenen Phänomen zum „Placebo der Moderne“

Das Phänomen Placebo kann als eine Konstante der Medizingeschichte gesehen werden. Ein passendes Wort, das zu einem festen Bestandteil des medizinisch-pharmakologischen Vokabulars wurde, scheint sich aber erst in der zweiten Hälfte des 18. Jahrhunderts gefunden zu haben. Spätestens seitdem wurden Placebos als wertvolle „Täuschungstherapien“ geschätzt und bis Mitte des 20. Jahrhunderts allgemein als nützliche Begleiter bei der Behandlung von Patienten angesehen. Erst danach (angefangen mit dem Beitrag von Pepper 1945) begann eine kritische Bewertung und Hinterfragung von Placebos.[18]

Im Deutschen scheint das Wort Placebo in der Medizin im 18. Jahrhundert noch keine Aufnahme gefunden zu haben, aber es kann als sicher gelten, dass das Phänomen auch im deutschsprachigen Raum bekannt war. Es gab einfach noch kein passendes Wort. Darauf, dass Ärzte das Phänomen durchaus kannten und auch davon Gebrauch machten, hat vor etwa dreißig Jahren Hans Schadewaldt in einem Leserbrief an das „Deutsche Ärzteblatt“ hingewiesen. In Apotheken des 19. Jahrhunderts stand demnach eine Substanz mit dem Namen „Pulvis Nihilum Album“ (das „Weiße Nichts-Pulver“) zur Verfügung, das von Ärzten verordnet werden konnte. Es war „eine legitimierte Möglichkeit, eindeutig Plazebos zu verordnen, was ja heute nicht mehr erlaubt zu sein scheint“.[19]

18 G F Gensini, A A Conti, A Conti: Past and present of "what will please the lord": an updated history of the concept of placebo. In: Minerva Med. 2005 Apr;96(2):121-4. Online: https://pubmed.ncbi.nlm.nih.gov/16172581/.

19 Hans Schadewaldt: Leserbrief. In: Deutsches Ärzteblatt 90, Heft 23, 11. Juni 1993 (11) A1-1703.

Verbreitung fand das Wort Placebo im Deutschen erst im 20. Jahrhundert. Es hatte allerdings nichts mit der Bedeutung des Wortes in den englischsprachigen medizinischen Wörterbüchern des 18. und 19. Jahrhunderts gemein. Das semantische Potenzial des Wortes war nämlich keineswegs mit der Aufnahme in die (englische) Sprache der Medizin erschöpft. Es sollte vielmehr im Zeitalter der Moderne eine noch ungleich größere Verbreitung finden. Dazu musste es aber wiederholt neue Bedeutungskomponenten aufnehmen.

Mit der Moderne war die Zeit für einen Wechsel auch in der Medizin gekommen. Für sie fängt Mitte des 19. Jahrhunderts ein neues Zeitalter an, das die lange Periode der eher erfahrungsorientierten Heilkunde ablöst. Die Entdeckungen und Erfindungen im Rahmen des „Goldenen Zeitalters“ (1840-1914)[20] scheinen im Rückblick sensationell. Sie verliehen einer nunmehr vor allem naturwissenschaftlich orientierten Medizin ungeahnte Möglichkeiten. Narkosemittel öffneten der Chirurgie neue Wege. Die Entdeckung krankmachender Keime einerseits und der Hygienemittel andererseits halfen gegen die Verbreitung von Infektionskrankheiten. Fast alles schien möglich, und Verbindungen zur Geschichte der eigenen traditionellen Heilkunst waren nicht mehr so wichtig. Wissenschaftlich nicht reflektierte Heilung schien sogar zu stören. Man wollte verstehen, beweisen und berechnen.

Spätestens mit dem Goldenen Zeitalter der Medizin beginnt daher auch die Suche nach einer neuen und verlässlichen Forschungsmethodik. Medizin wird exakt, denkt naturwissenschaftlich, nutzt Technik und wird selbst Technik. Sie wird zu einem Wirtschaftsfaktor und sogar Teil der Wirtschaft. Pharma-Unternehmen entstehen, die Massenproduktion von Medikamenten und medizinischen Hilfsmitteln beginnt. Gleichzeitig werden Studien erforderlich, die zu Entdeckungen und Erfindungen führen sowie die Wirksamkeit und Sicherheit von Therapien nachweisen sollen.

---

20 Ronald D. Gerste: Die Heilung der Welt. Das Goldene Zeitalter der Medizin 1840-1914. Stuttgart 2021.

Vor diesem Hintergrund spielte empirische Forschung eine wichtige Rolle. Den Beginn bildet 1747 eine in die Geschichte eingegangene Studie des schottischen Schiffsarztes James Lind (1716-1794). Dieser hatte durch eine Vergleichsstudie einen entscheidenden Beitrag zur Behandlung von Skorbut geleistet. Dabei handelte es sich zwar noch nicht um eine placebo-kontrollierte Studie, aber die Idee, als Vergleichsgröße in Studien ein Leer-, Schein- oder Falsumpräparat zu verwenden, lag bereits in der Luft. Placebos in dieser modernen Bedeutung spielten dann auch gegen Ende des 17. und zu Beginn des 18. Jahrhunderts bei den Überprüfungen der Heilmethode von Mesmer und eines Heilmittels von Perkins eine Rolle. Wir werden darüber im nächsten Kapitel ausführlich berichten. Interessanterweise nutzte auch der Begründer der Homöopathie, Samuel Hahnemann (1755-1843), Placebos in seinen Arzneimittelprüfungen – ohne allerdings das Wort Placebo zu verwenden. Stattdessen benutzte er Wörter wie „etwas Unarzneiisches“ und „etwas Unschuldiges“.[21]

Es dauerte aber noch eine Weile, bis sich in der Medizin eine Forschungsmethodik etablierte, die den Begriff Placebo in der neuen Bedeutung als Kontroll- und Messgröße verbindlich einführte. Dieser Prozess begann erst nach dem Zweiten Weltkrieg, und es vergingen weitere Jahre, bis placebo-kontrollierte und doppelblinde Studien in den 1990er Jahren zum Goldstandard in der evidenzbasierten Medizin wurden.

Heute hat das Wort Placebo in der Medizin einen festen Platz erobert, und es trägt zumindest drei verschiedene Bedeutungen. Erstens wird mit dem Terminus die entscheidende Kontroll- und Messgröße insbesondere in pharmakologischen Studien bezeichnet. Wir nennen es im Folgenden das „Placebo der Moderne“, da es darum geht, zu messen und zu kontrollieren sowie möglichst exakte Aussagen zur Wirksamkeit bestimmter stofflicher Mittel zu machen – unter Ausschluss aller kontextuellen Faktoren. Definiert wird das Placebo in diesem Ver-

21 Placebo in der Medizin (2010), a.a.O., S. 23.

ständnis negativ, also als das, was kein Verum ist. Damit verbunden ist die Illusion von der „reinen“ Wirkung von etwas. Zweitens kann man die Wirkung, die sich anschließend dennoch bei den Probanden in der Placebo- beziehungsweise Nicht-Verum-Gruppe feststellen lässt, ebenfalls als Placebo bezeichnen (bzw. exakter als Placebo-Effekt). Drittens kann das Wort Placebo weiterhin abwertend und als Kampfwort verstanden werden: Als Täuschung, Ersatz oder auch einfach als Schmeichelei durch den Arzt.

Die Entdeckung und Konstruktion des Placebo-Effekts

Durch die Etablierung placebo-kontrollierter Studien entstand ein wichtiges neues Wort: das Kompositum *Placebo-Effekt.* Da in allen Studien auch im Placebo-Arm Wirkungen gemessen wurden, begann die Forschung sich für diese Effekte als eigenständige Phänomene zu interessieren. Eine Bezeichnung wurde benötigt – und so entstand das zusammengesetzte Wort *Placebo-Effekt.* Dieses ist eigentlich schon auf der sprachlichen Ebene widersprüchlich. Wenn Placebo als das Wirkungslose verstanden wird, kann dieses Wirkungslose ja keine Wirkung haben. Das überraschte wohl auch viele Forscher, die offensichtlich davon ausgegangen waren, dass Placebos prinzipiell „für die jeweilige Zielsymptomatik *invalide* sein sollten“ und deshalb „auch therapeutisch ineffektiv seien“.[22] Diese Einschätzung konnte natürlich nicht lange aufrechterhalten werden, aber das neue Wort war bereits entstanden.

Eine Recherche in PubMed[23] ergibt, dass die Datenbank einen ersten Eintrag erst im Jahr 1948 verzeichnet. In den 50er Jahren des 20. Jahrhunderts folgen insgesamt nur zehn weitere Publikationen,

---

22 Matthias Blanz 1991, a.a.O., S. 361-370.

23 PubMed ist ein Angebot der National Library of Medicine (NLM) und bietet online und kostenfrei einen Zugang zur größten medizinischen Datenbank MEDLINE (*Medical Literature Analysis and Retrieval System Online*): https://pubmed.ncbi.nlm.nih.gov.

die sich mit dem Placebo-Effekt beschäftigen. In den 60er Jahren gibt es einen leichten Anstieg auf insgesamt 36 Publikationen, bevor es dann zu einem regelrechten Durchbruch zur Jahrtausendwende kommt. Alleine 2005 verzeichnet PubMed 284 und im Jahr 2018 bereits 451 Studien, die sich mit Placebo-Effekten beschäftigen.

Auch in Wörterbüchern ist das Wort mittlerweile präsent, so dass wir uns wieder das DWDS für das Deutsche und COLLINS für das Englische anschauen. Der Eintrag im DWDS ist sehr kurz gehalten. Definiert wird Placebo-Effekt als eine „durch ein Placebo hervorgerufene physiologische Wirkung". Die Wortverlaufskurve zeigt, dass es Belege für diese zusammengesetzte Wortform erst seit der Dekade 1940-49 gibt. Der Frequenzwert lag zunächst bei 0,01, stieg dann aber von Dekade zu Dekade an. Er erreicht 1950-59 bereits 0,03, 1960-69 0,05 und liegt in der Dekade 2010-19 bei 0,15. In den historischen Korpora des DWDS finden sich für das Wort keine Belege, wohl aber in den Zeitungskorpora und – interessanterweise – im Bundestagskorpus, in dem die Reden seit 1949 gesammelt werden. Bereits seit Ende der 1990er Jahre finden sich dort zahlreiche Beispiele, dass das Wort Placebo-Effekt auf Gesellschaft und Politik übertragen wird und auch als Vorwurfssprechakt Verwendung findet.

Im Vergleich ist COLLINS für das Englische ergiebiger. Die grundlegende Definition zu *Placebo effect* lautet: „The placebo effect is the fact that some patients' health improves after taking what they believe is an effective drug but which is in fact only a placebo." – Der Placebo-Effekt ist die Tatsache, dass sich der Gesundheitszustand mancher Patienten verbessert, nachdem sie ein Medikament eingenommen haben, das sie für wirksam halten, das aber in Wirklichkeit nur ein Placebo ist.

Ergänzt wird diese Definition durch einen bemerkenswerten Satz: „The placebo effect can be understood only if we acknowledge the unity of mind and body." – Der Placebo-Effekt kann nur verstanden werden, wenn wir die Einheit von Geist und Körper anerkennen.

Darüber hinaus nennt COLLINS für den Bereich Medizin noch eine spezifische Bedeutung: „A positive therapeutic effect claimed by a patient after receiving a placebo believed by him or her to be an active drug." – Ein positiver therapeutischer Effekt, den ein Patient nach der Verabreichung eines Placebos, das er für ein aktives Arzneimittel hält, geltend macht.

Aus Webster's New World College Dictionary führt COLLINS für das amerikanische Englisch eine weitere Definition an:
„An improvement in a person‘s medical condition regarded as the effect of the person‘s belief in the effectiveness of the treatment used." – Eine Verbesserung des Gesundheitszustands einer Person, die als Folge des Glaubens der Person an die Wirksamkeit der verwendeten Behandlung angesehen wird.

COLLINS präsentiert darüber hinaus auch noch Überschriften aus Presseartikeln, die einen guten Einblick in die Verwendung des Wortes *Placebo effect* im Englischen geben:

Times, Sunday Times (2007): The positive power of the placebo effect has long been known. – Die positive Kraft des Placebo-Effekts ist seit Langem bekannt.

Times, Sunday Times (2008): Those who support the treatments say that at the very least they have a placebo effect. – Die Befürworter der Behandlungen sagen, dass sie zumindest einen Placebo-Effekt haben.

Times, Sunday Times (2006): The placebo effect is directly related to trust. – Der Placebo-Effekt steht in direktem Zusammenhang mit Vertrauen.

Times, Sunday Times (2008): The placebo effect certainly has considerable power to heal. – Der Placebo-Effekt hat sicherlich eine beträchtliche Heilkraft.

Es gehört nicht viel Einfühlungsvermögen dazu, um zu verstehen, dass solche und ähnliche Titel in Zeitungen und Zeitschriften Anhänger eines eng gefassten biomedizinischen Ansatzes außerordentlich irritieren. Das „Wirken des Wirkungslosen“ muss ja erklärt werden. Gründe dafür müssen gefunden werden, warum nur spezifische Effekte anerkannt werden sollen, Placebo-Effekte hingegen unerwünscht sind und die sie begünstigenden Faktoren sogar als Störgröße betrachtet werden. Auf der Grundlage des biomedizinischen Denkens können Wirkungen nur von pharmakologischen Stoffen, also von Drogen, ausgehen. Es war daher naheliegend, nach Faktoren zu suchen, die quasi wie eine Droge wirken können. In Frage kamen der Arzt, der Patient, sein Mindset und der Kontext, also das Setting; darüber hinaus aber auch noch das Placebo selbst als Droge. Es wurde bereits relativ früh durch Studien belegt, dass das Placebo durch bestimmte semiotische Eigenschaften (Farbe, Größe, Form etc.) Wirkungen erzielen konnte. Die Metapher der „Arzt als Droge“ war durch die Arbeit des Psychoanalytikers Michael Balint (1896-1970) bereits bekannt, so dass es bereits sehr früh relativ klare Vorstellungen darüber gab, wie der Arzt zu Placebo-Effekten beitragen kann. Dass der Patient zum Gelingen von Placebo-Effekten mitwirken kann, ist ebenfalls sehr früh thematisiert worden. Zunächst stand allerdings seine Beeinflussbarkeit im Vordergrund. Dabei wurde sogar versucht, Placebo-Effekte überhaupt auf eine „Placebo-Persönlichkeit“ zurückzuführen.

Auf ein scheinbares Paradox im Zusammenhang mit der Thematik der Placebo-Effekte hat Klaus Schonauer 1992 mit den Worten hingewiesen, dass „erst die empirisch abgesicherte Deutung der Arzneimittelwirkung durch die Pharmakologie des 20. Jahrhunderts es erforderte, auch den pharmakologischen, nicht erklärbaren Rest dieser Wirkung zum Untersuchungsgegenstand zu machen“.[24]

24 Klaus Schonauer: Das Plazebo-Phänomen: Geschichte und Klinik eines Begriffs. In: Dt. Ärzetbl. 89, Heft 48, 27. November 1992 (29) A_1 4077-4080.

Superplacebo, Placeboist, Placebo 2.0

Durch die intensive Beschäftigung mit Placebo-Effekten ist in gewisser Hinsicht erst das entstanden, was wir heute Placebo-Forschung nennen. Es musste etwas erklärt werden, was zunächst paradox erschien und daher mit dem „Wirken des Wirkungslosen" umschrieben wurde. Dabei ist die Bezeichnung Placebo-Forschung eigentlich schon ein Teil des Problems; denn es geht ja nicht so sehr um die Erforschung der Placebos (hier verstanden als Leer- bzw. Scheinpräparat), sondern vielmehr um das Verstehen der therapeutischen Effekte, die aber gar nicht durch leere Placebos erzeugt werden können. Der Wirkmechanismus ist ja ein völlig eigenständiger, der sogar ohne ein Placebo möglich ist. Korrekter wäre es daher, von Placebo-Effekt-Forschung zu sprechen – wenn man auf den Begriff Placebo nicht ganz verzichten möchte. Konsequent zu Ende gedacht, gehören die für uns hier relevanten Effekte eigentlich in die Bewusstseinsforschung, Psychoneuroimmunologie und – wie wir noch zeigen werden – in den Bereich der Kultur- und Medienwissenschaften.

Der Anstieg der Forschung seit den 1960er Jahren hat auf jeden Fall dazu geführt, dass immer mehr über den Placebo-Effekt in Erfahrung gebracht werden konnte und er zumindest bei einigen Forschern mittlerweile auch als etwas durchaus Positives angesehen wird. Einige sehen ein wichtiges Potenzial, das man therapeutisch nutzen kann. Andere sehen im Wirkmechanismus sogar die Essenz von Heilung. Auf diese Weise entstanden in den letzten Jahren weitere neue Begriffe, die die Wortform Placebo aufgreifen oder enthalten, und es entwickelten sich weitere Bedeutungskomponenten des Wortes. Wir nennen hier nur einige beispielhafte Begriffe, auf die wir dann in Kapitel 4 näher eingehen werden.

Vertreter des NLP (Neurolinguistisches Programmieren) prägten den Begriff *Superplacebo* und beschäftigen sich mit dem Design einer optimalen Suggestion durch das gesamte Setting therapeutischer Interventionen. Der amerikanische Neurowissenschaftler Joe Dispenza veröffentlichte 2014 sein in viele Sprachen übersetztes Buch „Du bist das Placebo" und leitete damit einen Paradigmenwechsel ein. Dispenza beschäftigt sich mit dem *Placebo-Effekt im Gehirn* und dem *Placebo-Effekt im ganzen Körper* eines jeden von Krankheit Betroffenen. Ein Jahr später widmet sich der Kardiologe und Friendensnobelpreisträger Bernard Lown in seinem Buch „Heilkunst" der Rolle der Ärzte für das Entstehen von Placebo-Effekten. Als Arzt reflektiert er seine über sechzigjährige Berufserfahrung und meint, dass Ärzte gerade dann „medizinische Professionalität gewinnen können, wenn sie die Rolle eines ‚Placeboisten' wieder annehmen".[25] Aus dem medizinischen Kern der internationalen Placebo-Forschung treten 2019 die beiden Schmerzforscher Bingel und Schedlowski hervor, die einen Sammelband mit dem Titel „Placebo 2.0" herausgebracht haben.[26] Bingel und Schedlowski haben maßgeblich das neue Gebiet der Placebo-Analgesie mitentwickelt, dass das Potenzial von Placebo-Effekten gezielt in ein therapeutisches Gesamtkonzept integriert.

Eine bislang fehlende Perspektive auf Placebo-Effekte bietet schließlich der finnische Kliniker Pekka Louhiala in seinem Buch „The Meaning of Care in Medicine". Placebo-Effekte erfahren bei ihm nicht nur eine Würdigung, sondern er geht noch einen Schritt weiter. Louhiala meint, dass der Placebo-Effekt uns an das Wesen der Medizin erinnert: die Pflege kranker Menschen. Das Buch endet mit einem ethischen Appell, in dem Medizin in der Hauptsache nicht als Naturwissenschaft gesehen wird, sondern als „ein humanistisches Projekt, das sich der Wissenschaft bedient, um seine Ziele zu verfolgen".[27] Die Wirkung des gesamten Kontextes guter Pflege auf Symptome und Wohlbefinden der Patienten steht – so Louhiala – auf einer soliden wissenschaftlichen Grundlage und: „Es ist unethisch, diese Wirkung zu ignorieren."

25 Bernard Lown: Heilkunst. Mut zur Menschlichkeit. Stuttgart 2015. S. 161.

26 Ulrike Bingel, Manfred Schedlowski, Helga Kessler: Placebo 2.0 – Die Macht der Erwartung. Zürich 2019.

27 Pekka Louhiala: Placebo Effects: The Meaning of Care in Medicine. Cham 2020. S. 121 ff.

Zusammenfassung

Nachdem das Wort Placebo über einen langen Zeitraum nur in der Liturgie der Katholischen Kirche und in der Umgangssprache Verbreitung gefunden hat, konnte es vor etwa siebzig Jahren, also in den 40er und 50er Jahren des 20. Jahrhunderts, einen einzigartigen Siegeszug antreten. Es erscheint heute in fast jeder medizinischen Studie und ist auch in der Sprache der Politik und in den Medien anzutreffen. Kaum ein Sprecher des Deutschen würde es vom Sprachgefühl her als Fremdwort empfinden. Gleichzeitig dürfte es den meisten Menschen dennoch schwerfallen, das Wort sowie einschlägige Wortbildungen zu definieren. Das Wort Placebo hat im Laufe seiner Entwicklung je nach Bedarf und Situation verschiedene Bedeutungskomponenten aufgenommen; dass es dabei an inhaltlicher Klarheit verloren hat, dürfte nicht überraschen. Seiner Verbreitung hat dies aber nicht geschadet.

Wir konnten in diesem Kapitel zeigen, dass das Wort Placebo eine wahre Erfolgsgeschichte hinter sich gebracht hat und für neue Entwicklungen auch weiterhin offen zu sein scheint. Es ist ein Wort, das immer dann infrage kommt, wenn es darum geht, eine semantische Lücke zu schließen. Als eine Art Sammelbegriff dient es aktuell zur Erfassung für all das, was wirkt, in seiner Wirksamkeit aber noch nicht erkannt und verstanden worden ist. Es kann von vielen Einzelsprachen problemlos aufgenommen werden und eignet sich hervorragend für weitere Wortbildungen. Eine damit verbundene Vagheit scheint seine weitere Verbreitung keineswegs zu beeinträchtigen, sondern befördert diese sogar.

Bedeutungskomponenten des Wortes Placebo im Überblick	
Lateinische Sprache:	‚ich werde gefallen', ‚ich werde gefällig sein'
Liturgie ab dem 12. Jahrhundert:	Abkürzende Bezeichnung der Totenvesper
Umgangssprache ab dem 14. Jahrhundert:	Abwertend: Täuschung, Ersatz, Schmeichelei
Heilkunde (Ärzte und Apotheker) ab dem	Weit verbreitetes Heilmittel, Ersatz, nicht wirksam,
18. Jahrhundert:	Täuschungstherapien, zum Nutzen des Patienten, Abwertend für Scharlatane
Nur im Englischen	
Naturwissenschaftliche Medizin und	Kontroll- und Messgröße in Studien,
Pharmakologie im 20. Jahrhundert:	Abwertend: Scheinmedikament, Täuschung, Kampfwort
Wortbildungen zu Placebo in der Medizin:	Placebo-Effekt, Nocebo(-Effekt),
Aufnahme des Wortes außerhalb der	Abwertend in der Umgangssprache; analog zur
Medizin:	Medizin in Einzelwissenschaften
Placebo-Effekt etc. im 21. Jahrhundert	Nicht mehr abwertend: Placeboist, Placebo-Analgesie, Superplacebo, Placebo 2.0

3
Placebo-Phänomene als Gegenstand der Forschung

> „Um es überspitzt zu formulieren: Keine Studie, die ein 'Verum' gegen ein ‚Placebo' antreten lässt, vergleicht die „Medizin" gegen ‚Schamanismus'. Die empirischen Studien vergleichen stets ‚Schamanismus plus Medizin' gegen ‚reinen Schamanismus'."
>
> Martin Andree (2018)

Placebo-Forschung in der Medizin

Die Placebo-Forschung hängt eng mit der Entstehung der wissenschaftlichen Überprüfung medizinischer Behandlungen zusammen. Im Vergleich zur Geschichte der Heilkunst ist die Überprüfung der Wirksamkeit von Behandlungen eine sehr junge Verfahrensweise. In gleicher Weise ist der Gedanke, dass ein Heilmittel nur aus sich heraus wirksam sein kann – ohne begleitende Rituale – recht jungen Datums. Beziehen wir uns auf die Geschichte der Heilkunst insgesamt, so stehen maximal siebzig Jahre einer auf dem Goldstandard beruhenden und ausschließlich auf spezifisch wirksame Medikamente orientierten Medizin einer sehr langen Periode praktischer Heilkunde gegenüber.

Arthur und Elaine Shapiro, Placebo-Forscher der ersten Stunde sowie Verfasser des Buches „The Powerful Placebo: From Ancient Priest to Modern Physician" (1997), kommen auf der Grundlage ihrer Recherchen zu dem Schluss, dass die Geschichte medizinischer Behandlungen bis zur Ära der wissenschaftlichen Medizin im Wesentlichen die Geschichte des Placebo-Effekts ist. Damit sind natürlich keine Leerpräparate gemeint, wie sie heute in klinischen

Studien zum Einsatz kommen. Vielmehr geht es um Behandlungen und Substanzen, die an sich keinen nachweisbaren Effekt auf den Verlauf einer Krankheit haben können. Wenn man es weiter zuspitzen möchte, so ist konsequenterweise auch noch heute alles, was bis jetzt nicht placebo-kontrolliert überprüft wurde, möglicherweise nicht mehr als ein „bloßer" Placebo-Effekt.

Doch selbst für den Fall, dass bei der Überprüfung durch Studien bestimmte Behandlungsmethoden nicht besser als ein Placebo abschneiden, können sie dennoch wirksam sein. Ja, sie können bisweilen sogar wirksamer beziehungsweise nützlicher sein als solche, die evidenzbasiert sind. Der Medizinhistoriker Robert Jütte berichtet dies aus Erfahrungen von Ärzten in der praktischen Arbeit: „Es kommt also nicht selten vor, dass eine Maßnahme mit geringerer Evidenz effektiver ist, weil die Umstände besser passen und der Gesamteffekt damit größer wird."[28] Zudem wird selbst in placebo-kontrollierten Studien immer die Wirkung eines Medikaments plus Placebo-Wirkung gegen eine reine Placebo-Wirkung (Kontextfaktoren) getestet. Ansonsten dürften die Probanden nämlich gar nicht bemerken, dass sie überhaupt behandelt werden. Die Kontextfaktoren wirken also immer: Sowohl in der Placebo-Gruppe als auch in der Verum-Gruppe.

Im Folgenden fragen wir uns, was dazu beigetragen hat, dass das Placebo überhaupt die Rolle spielen kann, die ihm heute in den Studien zugeteilt wird. Bei der Suche nach einer Antwort soll es nicht um eine detaillierte Darstellung der einzelnen Entwicklungen gehen.[29] Ziel ist es vielmehr, zumindest ansatzweise zu verstehen, welche Denkweisen dahinterstehen.

---

28 Interview mit Prof. Dr. Robert Jütte, Thomas Gerst: In: Online: https://www.aerzteblatt.de/archiv/77600/Interview-mit-Prof-Dr-Robert-Juette-Vorstand-des-Wissenschaftlichen-Beirats-der-Bundesaerztekammer-(BAeK)-Die-Arzt-Patienten-Interaktion-ist-ganz-zentral

29 Für eine detaillierte Auseinandersetzung siehe Shapiro 1997, Franklin Miller, et al. 2013

Die Anfänge wissenschaftlicher Studien und die Idee des Placebos

Wie wir bereits gezeigt haben, wurde Ende des 18. Jahrhunderts das Wort Placebo zunächst in Großbritannien aus dem religiösen und alltagssprachlichen in den medizinischen Kontext entlehnt. Fast zeitgleich zu diesen Entwicklungen gab es bereits Bemühungen, die Wirksamkeit medizinischer Behandlungen mithilfe einer Vergleichsgröße wissenschaftlich zu überprüfen. Dabei fand der Begriff Placebo allerdings noch keine Verwendung. Zwei Beispiele früher Bemühungen sind die Experimente zum animalischen Magnetismus des Wiener Arztes Franz Anton Mesmer (1734-1815) und die Versuche des britischen Arztes John Haygarth (1740-1827) zur Überprüfung der sogenannten *Perkins Tractors*. Die dabei durchgeführten Versuche gelten als Anfänge kontrollierter Studien. Wichtig ist, dass sich hier bereits die heute gängige Gegenüberstellung von „echten" Behandlungen und (z.T. wirksamen) Scheinbehandlungen abzeichnet.

Es beginnt wie in einer Geschichte. Im Jahr 1784 wurde vom Französischen Königshaus unter der Regentschaft Ludwig XIV. und Marie-Antoinettes eine Untersuchungskommission einberufen. Der Auftrag dieser Kommission war die offizielle Überprüfung der sogenannten Magnetisierung, einer angeblichen Heilmethode von Franz Anton Mesmer.[30] Mesmer selbst drängte nach offizieller Anerkennung seiner Methode. Eine Kommission der Kaiserin Maria Theresia in Wien hatte 1777 die Wirksamkeit seiner neuen Behandlungsweise nicht bestätigt; die Medizinische Fakultät in Wien erkannte seine Methode damit nicht an. Dennoch erzielte er mit seiner Magnetkur in Wien und Paris große Erfolge. Er lieferte nicht nur eine neue Heilmethode, sondern er griff damit dem damaligen

30 IML Donaldson: The Report on the Royal Commission of 1784 on Mesmer's System of Animal Magnetism and other contemporary documents. 2014, Online: https://www.rcpe.ac.uk/sites/default/files/files/the_royal_commission_on_animal_-_translated_by_iml_donaldson_1.pdf

Zeitgeist entsprechend aktuelle Themen wie den Magnetismus und die Elektrizität auf. Sie bildeten die Basis seines Erklärungsmodells von Krankheit und Heilung. Demnach gibt es ein unsichtbares Fluidum, welches den menschlichen Körper und die gesamte Natur erfüllt. Krankheit entsteht – so Mesmer –, wenn das unsichtbare Fluidum im Körper ins Stocken gerät. Die Behandlung erfolgte durch das Magnetisieren des Körpers, das nach Mesmers Vorstellung das Fluidum wieder ins Gleichgewicht bringen sollte, so dass sich die Krankheitssymptome auflösen konnten. Alles zusammen ließ eine Art „Aura curae" entstehen.

Noch im Jahr 1780 lehnte die Medizinische Fakultät in Paris Mesmers erste Bitte nach Überprüfung seiner Behandlungsmethode sowie seine dafür vorgeschlagene Versuchsanordnung ab. Das mag auch daran gelegen haben, dass Mesmer die Wirksamkeit seiner Magnetisierungen mit den damals etablierten Behandlungsmethoden seiner ärztlichen Kollegen vergleichen wollte. Eine erfolgreiche Bestätigung der Überlegenheit seiner Methode hätte weitreichende Konsequenzen gehabt; denn die damaligen Behandlungsmethoden und Heilmittel seiner Standesgenossen hätten vermutlich nicht gut abgeschnitten. Ohnehin war die Überprüfung von etablierten Behandlungsmethoden zu dieser Zeit keine gängige Praxis. Die vom Königshaus einberufene Untersuchungskommission, bestehend aus Mitgliedern der Akademie der Wissenschaften und der Pariser Fakultät der Medizin, testete daher nur die Wirkung des animalischen Magnetismus – ohne sie mit der Wirkung anderer Behandlungsmethoden zu vergleichen. Mesmer selber war damit nicht einverstanden. Charles Nicolas D' Eslon (1750-1786), ein Arzt und Kollege Mesmers, kannte die Anwendung des Verfahrens und assistierte der Kommission bei den Experimenten. Getestet wurde die Behandlungsmethode durch verschiedene Versuchsaufbauten. Man startete mit der Demonstration der Therapie-Effekte einer Gruppenbehandlung, in der mehrere Menschen gleichzeitig magnetisiert wurden. Die Demonstration war erfolgreich. Die weiteren Einzeluntersuchungen zeigten jedoch, dass die verschiedenen Personen unterschiedlich stark auf die Behandlung reagierten. Eine Gruppentherapie schien den Einzelbehandlungen gegenüber wirkungsvoller zu sein.

Insgesamt konnten die Versuche demonstrieren, dass die Probanden auf die echten Behandlungen genauso wie auf inszenierte Scheinbehandlungen reagierten. Für die Inszenierung der Scheinbehandlungen kamen auch Leer- oder Falsumpräparate zum Einsatz. So tranken die Probanden Wasser, welches nur augenscheinlich magnetisiert worden war. Die Scheinbehandlungen lösten sogar die typischen von den Magnetisierungen bekannten Krisen aus (Schweißausbrüche, Zittern etc.). Die Mitglieder der Kommission kamen deshalb zu dem Ergebnis, dass Mesmers Behandlungserfolge sowohl durch Imagination als auch durch Imitation in der Gruppe entstanden.

Um endgültig zu klären, ob das Magnetisieren ohne Imagination und Imitation eine Wirkung entfaltet, wurde eine Probandin ohne ihr Wissen behandelt. Sie galt durch vorhergehende Experimente als sehr empfänglich gegenüber Magnetisierungen. Doch während sie nicht wissend eine halbe Stunde magnetisiert wurde (und dabei Leinenarbeiten durchführte), zeigte sie keinerlei Reaktionen. Damit galt Mesmers Methode in den Augen der Untersuchungskommission offiziell als widerlegt.

Durch das letzte Experiment der Versuchsreihe ergibt sich ein direkter Link zur Placebo-Forschung im 21. Jahrhundert. Die verdeckte Medikamentengabe ist auch Teil neuerer Studiendesigns. Probanden wissen nicht, wann oder ob sie ein Medikament erhalten. Damit kann die Wirkung eines Medikaments frei von der Erwartungshaltung der Probanden getestet werden. Heute gilt, dass eine offene Gabe von Placebos oder Medikamenten die Voraussetzung für die Entstehung von Placebo-Effekten ist.

Auch der U.S.-Amerikanische Arzt Elisha Perkins (1741-1799)[31] war von den Entdeckungen seiner Zeit inspiriert. Bei seiner Arbeit als Chirurg stellte er fest, dass Muskeln zu zucken begannen, wenn diese mit der Spitze seiner chirurgischen Instrumente aus Metall in Berührung kamen. Zudem stellte er eine zeitweilige Schmerzlinderung bei einigen Patienten fest, wenn er seine metallenen Instrumente auf entzündete Geschwulste auflegte, bevor er sie aufschnitt. Er entwickelte daraufhin die sogenannten „Perkins Patent Tractors" (zwei Metallstäbe, jeweils aus Messing und Eisen), die er am 19. Februar 1796 patentieren ließ. Die Anwendung der Metallstäbe sollte verschiedene entzündliche Krankheiten heilen und Schmerzen lindern können, indem sie ein angeblich schadhaftes elektrisches Fluid aus dem Körper zogen. Perkins Erfindung wurde einerseits von verschiedenen Autoritäten und hohen Gesellschaften gefeiert. Sogar der damalige Präsident George Washington erwarb seine Metallstäbe. Seine Erfindung wurde auch in Europa bekannt (England und Dänemark). Andererseits sahen zum Beispiel die Mitglieder der „Connecticut Medical Society" sein Werk als Fortsetzung zu Mesmers animalischem Magnetismus an.

Der bereits erwähnte John Haygarth gab dem ganzen Treiben um die berühmt berüchtigten Heilstäbe eine Wendung. In seinem Buch „Of the Imagination as a Cause and as a Cure of Disorders of the Body" (1800) beschreibt er mehrere Tests, die er mit Nachbildungen aus Holz sowie mit den echten Perkins-Metallstäben im Beisein und mithilfe von Kollegen durchführte. Die Behandlungen mit den Holzstäben zeigten ebenso eine Verbesserung der Leiden von Probanden. Haygarth kam zu dem Schluss, dass der Einsatz der Metallstäbe im Vergleich keine deutlich bessere Linderung der Beschwerden brachte. In seinem Bericht wies er mehrere Male auf den Einfluss der Imagination bei der Symptomverbesserung der Patienten hin.

31 Snow Miller, W.: „Elisha Perkins and His Metallic Tractors", Yale J Biol Med, 1935, 8(1): 41–57.

Beide Beispiele stehen in der Geschichte der Medizin für die Entlarvung von angeblich unwirksamen Therapiemethoden beziehungsweise Heilmitteln. Die damaligen Wissenschaftler machen dabei schon Gebrauch von der Idee des heutigen Placebos in der medizinischen Forschung: Die „vorgetäuschte" Behandlung als Mittel des Vergleichs. Sie zeigen dabei die Schattenseite des Einsatzes von Leerpräparaten; denn in der Praxis haben Mesmer und Perkins trotz des Scheiterns in den Überprüfungen vielen Menschen helfen können. Der praktische Nutzen ihrer Behandlungen für hilfesuchende Menschen war für die Beurteilung durch die Untersuchungskommission sowie durch Haygarth nicht von Bedeutung. Entscheidend war, dass die nachgestellten Scheinbehandlungen ähnlich wirkten wie die echten Behandlungen und damit die Erklärungsmodelle der neuen Methoden nicht anerkannt werden konnten. Da man den Forderungen Mesmers, die Wirksamkeit der anderen (etablierten) Behandlungsmethoden ebenfalls zu überprüfen (Aderlass etc.), nicht nachkommen wollte, blieb alleine er der Verlierer.

Das, was heute im Sammelbegriff Placebo verschwimmt, wird bei Mesmer und Perkins noch präziser benannt. Es sind psychologische Faktoren wie die Kraft der Imagination und die Verstärkung durch Imitation in der Gruppe, die auf den Körper einwirken und die Selbstregulierung des Körpers anregen können. Es sind die von Jerome Frank erkannten Kontextfaktoren der Heilung, die die teilweise spektakulären Erfolge der Methoden von Mesmer und Perkins in der damaligen Zeit erklären können.

Einfluss der Psyche auf körperliche Behandlungen

Man kann sich nun fragen, warum die gerade genannten Erkenntnisse über die Bedeutung psychologischer und sozialer Faktoren für die Anregung der Selbstregulierung des Körpers keinen bis heute spürbaren Einfluss auf die Behandlung körperlicher Krankheiten in der Medizin gehabt haben. Es ist immerhin eine wichtige Erkenntnis der Experimente, dass solche Faktoren auf den Körper einwirken können. Einige Spuren hat Mesmers Methode jedoch bis heute hinterlassen (wenngleich als Randerscheinung und nicht als gängige Praxis). Er wird mit der Entstehung der Hypnosetherapie in Verbindung gebracht. Aus der Demonstration der Suggestibilität von Menschen in Mesmers Behandlungen entwickelte sich die Praktik der Hypnose. Das Wort Mesmerisieren blieb daher lange Zeit ein Synonym für Hypnotisieren.

Die Beschäftigung mit der Suggestibilität von Patienten hielt bis in die Anfänge des 20. Jahrhunderts an und war mit der damaligen Schulmedizin vereinbar oder sogar ein Teil von ihr. Der Medizinhistoriker Heinz Schott[32] berichtet über die Suggestionstherapie, die in den 1880er Jahren im Umkreis des Internisten und Psychiaters Hippolyte Bernheim (1840-1919) in Nancy entstand. Sie geht auf den Begriff der Hypnose und des „Hypnotismus" zurück, der in den 1840er Jahren von dem schottischen Augenchirurgen James Braid (1795-1860) geprägt worden war. Anders als sein Kollege, der schottische Chirurg James Esdaile (1775-1854), versuchte Braid Mesmers Theorien unabhängig vom animalischen Magnetismus weiterzuentwickeln und für die Hochschulmedizin anschlussfähig zu machen. James Esdaile hingegen, der für seine Operationen als alleiniges Anästhetikum die Hypnose benutzte, stand noch stark unter dem Einfluss des Mesmerismus und vertrat radikalere Ansichten zu den Möglichkeiten und Wirkweisen der Hypnose.

James Braid hatte die Absicht, die Punkte des Mesmerismus zu überwinden, die als reine Spekulationen abgelehnt wurden. Dazu gehörten der Begriff „magnetisches Fluidum" und der Begriff des „Magnetisierens". Mit seiner Methode der „Augenfixation" (der visuellen Fixierung auf einen kleinen, dicht vor die Stirn gehaltenen

32 Heinz Schott: On the History of the Placebo Effect: A Brief Outline. In: J Clin Med Sci 2018, 2:1. Online: https://www.walshmedicalmedia.com/open-access/on-the-history-of-the-placebo-effect-a-brief-outline.pdf.

Gegenstand) konnte er ebenso einen Magnet- wie einen Nervenschlaf einleiten. Dieser wiederum – so der Medizinhistoriker Schott im Rückblick – sollte eine „heilsame Krise" bewirken, die die „Heilkraft der Natur" anregt und die gestörte Harmonie im Körper wiederherstellt. Somit entwickelte er Mesmers Theorien weiter – frei vom Ansatz des animalischen Magnetismus. Hypnose und akademische, auf Naturwissenschaft basierende Medizin wurden miteinander vereinbar. Die „Macht des Geistes über den Körper" war mit neurophysiologischen Prozessen im individuellen Nervensystem erklärbar. Braids Erfahrungen mit Hypnose regten zahlreiche Ärzte und Zahnärzte dazu an, sie bei ihren Patienten anzuwenden – zumal die moderne Anästhesiologie erst Mitte des 19. Jahrhunderts ihren Siegeszug antreten konnte.

Parallel zu den soeben beschriebenen Entwicklungen, die die psychologisch-geistige Einflussnahme auf den Körper fokussieren, wuchs im 19. und 20. Jahrhundert das Bedürfnis nach einer strikten Überprüfung medizinischer Behandlungen. Immer mehr Studien wurden durchgeführt, in denen Scheinbehandlungen zur Kontrolle der Wirksamkeit eingesetzt wurden. Man kann also sagen, dass die Idee des Placebos in wissenschaftlichen Studien bereits mit den ersten Kontrollstudien festgeschrieben wurde. Hier geht es um die Art des Denkens, dass es zur Heilung immer eine spezifische und belegbare Methode sowie eine nachweisbare Substanz – etwas physiologisch Greifbares – benötigt. Behandlungsmethoden müssen sich in diesem Verständnis immer gegen eine Scheinbehandlung beweisen. Die Wirkung der Scheinbehandlungen wird dann aber als lediglich psychologisch gesehen und als Gegensatz zu der Wirkung einer echten Behandlung dargestellt.

Damit wird auch die Trennung von Körper und Geist thematisiert, die heute noch im allgemeinen Denken und vor allem in der Medizin vorherrscht. Diese Trennung ist durch die neurobiologische Forschung zwar längst überholt und auch die Bedeutung der Suggestion bei der Gabe von Medikamenten in der Medizin lange bekannt.

Es handelt sich aber um zwei gegensätzliche Positionen. Einerseits geht es um Ausschluss und andererseits um die Nutzung der Kontextfaktoren (bzw. der psychologisch-geistigen Faktoren). In diesem Zusammenhang lohnt es sich, an den deutschen Arzt und Pionier der medizinischen Methodenlehre Paul Martini (1889-1964) zu erinnern, der 1932 eine wegweisende Richtlinie für die medizinische Forschung veröffentlichte – seine Methodenlehre der therapeutischen Untersuchung. Darin beschrieb er unter anderem die Verblindung[33] als eine Methode, um den Effekt der Suggestion auf die Wirkung von Medikamenten auszuschalten. Dass es einen solchen Effekt gibt, stand für Martini außer Zweifel.

Eine wiederum ganz andere Entwicklung, die sich auf medizinische Forschungsmethoden und die Theoriebildung bezog, erfolgte im Umfeld des U.S.-Amerikanischen Neurologen und Psychosomatikers Harold Wolff (1898-1962) und der Cornell-Konferenz im Jahr 1946.[34] Wolff war im Jahr 1942 Mitbegründer der Amerikanischen Gesellschaft für Psychosomatik. Sein Ziel war die Entwicklung einer ‚Psychobiologie' basierend auf den Arbeiten zur Konditionierung von Iwan Pawlow (1849-1936) sowie der Psychologie zu unbewussten mentalen Vorgängen von Sigmund Freud (1856-1939), Carl Gustav Jung (1875-1961) und anderen. Auf der Cornell-Konferenz trafen sich Wissenschaftler aus Europa und den USA: Der Klinische Pharmakologe Harry Gold (1889-1972), der Physiologe Eugene Floyd DuBois (1882-1959) und der Psychiater Oskar Diethelm (1897-1993). Sowohl die Suggestion als auch die Konditionierung wurden als wichtige Einflussfaktoren auf den Körper erkannt und diskutiert. Der Bioethiker Franklin Miller und Kollegen beschreiben rückblickend, dass neben der Diskussion über die Wirkung des Placebos als psychologisches Phänomen die Rolle des Placebos für die Theoriebildung einer „psychobiologischen Einheit" im Mittelpunkt des Kongresses stand. Studien zum

33 Verblindung heißt, dass die an einer Studie beteiligten Personen nicht wissen, wer welcher Gruppe zugeteilt ist.

34 Franklin Miller et al, 2013.

Placebo bieten also gleichzeitig die Möglichkeit, eine neue Theorie der Medizin zu erforschen.

Damit hatte die Cornell-Konferenz der heutigen Placebo-Forschung weit vorausgegriffen – zumindest was Deutschland betrifft. Denn das Placebo entwickelte sich in Deutschland mit Zunahme der Studien in der klinischen Forschung immer mehr zur Kontrollgröße, die es zu übertrumpfen galt. Placebos blieben in diesem Prozess für den größten Teil der Gesellschaft weiterhin nur eine Täuschung und führten zur Verwunderung über das Wirken des Wirkungslosen.

Durch das Aufblühen der Placebo-Forschung in den 2000er Jahren und die daraus resultierenden Erkenntnisse ist das Zusammenspiel von geistigen und körperlichen Prozessen mittlerweile eindrucksvoll belegt. Das Placebo und sein Effekt sind die stillen Zeugen dieser Verbindung.

Der Placebo-Effekt außerhalb der Medizin

Im Begriff Placebo-Effekt verbirgt sich – wie bereits angedeutet – das Narrativ der Wirkung des Wirkungslosen. Das implizite Narrativ zeigt im Grunde ein unvollständiges Gedankengebäude, das nach weiteren Erklärungen und der Vervollständigung bestehender Theorien verlangt. Um es zu vergegenwärtigen: Das Placebo steht für das, was den Körper neben spezifisch wirkenden Medikamenten und Behandlungsmethoden beeinflussen kann. Da es nicht in das Bild der Biomedizin passt, soll es durch Studien herausgefiltert werden.

Zunächst hat die Psychologie maßgeblich zum besseren Verständnis des vermeintlich Wirkungslosen beigetragen. Einer ihrer wichtigen Beiträge, der häufig zur Erklärung des Placebo-Effektes herangezogen wird, ist die von Iwan Pawlow entdeckte Möglichkeit, den Körper durch Verhalten und Kommunikation zu konditionieren.

Auch wenn Pawlow, der 1904 den Nobelpreis für Medizin erhielt, nicht selber Psychologe, sondern Physiologe war, bilden seine Forschungsergebnisse zur Konditionierung und den daraus entstehenden Lerntheorien die Schnittstellen, die geistig-mentale und körperliche Prozesse verbinden. Sie beeinflussten außerhalb der Medizin insbesondere die Psychologie und haben bis heute ihre Spuren in vielen anderen Wissenschaftsbereichen hinterlassen.

Die Beschäftigung mit Placebo-Effekten außerhalb der Medizin ist ein noch recht junges Unterfangen. Grundlage bilden hier die Arbeiten des Anthropologen Daniel Moerman (2002) und des Medienwissenschaftlers und Marketingexperten Martin Andree (2018). Beide legen einen Grundstein für einen erweiterten interdisziplinären Forschungsansatz zum Placebo-Effekt. Moerman definiert den Placebo-Effekt bereits vor zwanzig Jahren als etwas, das er *Bedeutungswirkung* nennt, also einen Wirkungsvorgang, der nicht an einen Stoff gebunden ist, sondern einen Bewusstseinsprozess darstellt. Er schlägt daher vor, die missverständliche Bezeichnung Placebo-Effekt – zumindest außerhalb klinischer Studien – durch *Meaning response* (Bedeutungswirkung) zu ersetzen. Moerman geht davon aus, dass die Wahrnehmung von abstraktem Wissen, Symbolen und Bedeutungen die Physiologie des Körpers beeinflussen kann. Er analysiert dazu psychologische und physiologische Effekte von Bedeutung im Kontext medizinischer Behandlungen von Krankheiten. Er führt eine Reihe von Beispielen an, um seine Argumentation zu verdeutlichen: Wirkungssteigernde Eigenschaften von Logos oder Markennamen bei Medikamenten, Farbe und Form einer Tablette oder der Arzt als symbolische Figur. Menschen messen diesen Erscheinungen immer – bewusst oder unbewusst – eine bestimmte Bedeutung zu. Die Bedeutungswirkungen einer Therapie bestehen nach Moerman aus komplexen symbolischen Inszenierungen, die sozio-kulturell beeinflusst werden.

Der Blickwinkel von Martin Andree ist von seiner früheren Tätigkeit im Marketing beeinflusst, wo die Wirkung und Wirkungsweisen verschiedener Werbemittel untersucht werden. Damit wird eine wichtige Komponente der Beschäftigung mit Placebo-Effekten außerhalb der Medizin angesprochen. Messbare physiologische Auswirkungen müssen nicht zwingend mit Krankheit oder Heilung von körperlichen Leiden verbunden sein. Im Marketing geht es beispielsweise um den Einfluss von Markennamen auf Konsumenten, der genauso wie medizinische Placebo-Effekte in den Aktivitäten des Gehirns sichtbar wird. Die naturwissenschaftlich-medizinische Forschung stellt dennoch eine Vielfalt an Messinstrumenten und auch Ergebnissen aus bereits vorliegenden placebo-kontrollierten Studien zur Verfügung, welche auch außerhalb der Medizin von Interesse sind.

Andree schafft mit seinem Buch über Placebo-Effekte eine Grundlage für den Austausch zwischen der kultur- und medienwissenschaftlichen sowie der medizinisch-neurologischen und der naturwissenschaftlichen Forschung, indem er die Relevanz beider Disziplinen füreinander hinsichtlich des Themas deutlich macht. Dabei stellt er einerseits heraus, dass die empirischen Befunde der Placebo-Forschung den Einfluss von Informationen auf den Körper deutlich machen (etwa die Informationen, die Probanden während einer Studie erhalten, oder Texte, die auf den Etiketten eines Produkts stehen). Andererseits fokussiert sich Andrees Erklärung von Placebo-Effekten auf kommunikations- und medienwissenschaftliche sowie auf kulturwissenschaftliche Beiträge. Placebo-Effekte sind für ihn unter anderem durch das Wirken von Narrativen und Metaphern erklärbar. Das Placebo wirkt hierbei aufgrund der Bedeutungsgebung, das heißt, dass wir einer Sache oder Situation bewusst oder unbewusst eine bestimmte Bedeutung beimessen. Andree stützt sich in dieser Hinsicht auch auf Moermans Begriff der Bedeutungswirkung.

Wir werden die hier nur kurze und eher theoretisch-abstrakte Darstellung in den nachfolgenden Kapiteln mit Beispielen veranschaulichen.

4
Wissenswertes über Placebo-Effekte

„Auf die Dauer der Zeit nimmt die Seele die Farbe der Gedanken an."

(Marcus Aurelius)

„Die Forderung, sowohl Patient als auch Arzt zu verblinden, unterstreicht die Bedeutung, die die Medizin letztlich eben doch dem Individuum und seiner ganz eigenen Interpretation von Phänomenen beimisst; erstaunlich ist nur, dass die Bedeutung der individuellen Interpretation fast ausschließlich als zu eliminierender Störfaktor und seltener als eine wesentliche Möglichkeit gesehen wird, den Verlauf einer Erkrankung zu beeinflussen."
Uexküll (2008)

Im Jahr 2002 begann ein umfassendes Studienprojekt, das unter dem Namen „*GERAC*" (*Ger*man *Ac*upunture Trials) bekannt wurde. Es war ein Projekt deutscher Krankenkassen zur Untersuchung der Wirksamkeit von Akupunktur. An den Studien beteiligten sich über 300.000 Patienten. Die Untersuchungen sollten klären, ob die Akupunktur der Traditionellen Chinesischen Medizin (TCM) im Vergleich zur Scheinakupunktur und zu bewährten schulmedizinischen Methoden (*best practice*) wirksam ist. Dieser Wirkungsnachweis sollte über die Frage entscheiden, ob Akupunktur zu einer kassenärztlichen Leistung wird. Man richtete die Untersuchung auf die Behandlung von Migräne und Kopfschmerzen, Kniegelenksarthrose sowie Schmerzen im Bereich der Lendenwirbelsäule. Die Scheinakupunktur wurde durch 1mm tiefe Nadelstiche an eindeutig nicht von der TCM zugeordneten Körperstellen vollzogen. Schulmedizinische Methoden waren die Einnahme bestimmter Medikamente und physiotherapeutische Maßnahmen.

Es stellte sich heraus, dass die TCM-Akupunktur in keiner der Studien signifikant besser als die Scheinakupunktur (Placebo) abschneiden konnte. *Dennoch* zeigte sich, dass sowohl die TCM-Akupunktur als auch die Scheinakupunktur bei der Behandlung von Beschwerden im Bereich der Lendenwirbelsäule und bei Kniegelenksarthrose den konventionellen schulmedizinischen Behandlungen signifikant überlegen waren. Bei der Behandlung von Schmerzen im Bereich der Lendenwirbelsäule schnitten TCM-Akupunktur (47,6%) und Scheinakupunktur (44,2%) fast doppelt so gut ab wie eine schulmedizinische Therapie (27,4%).[35] Die Behandlung der Kniegelenksarthrose durch TCM-Akupunktur (53,1%) und Scheinakupunktur (51,0%) wirkte ebenfalls fast doppelt so gut wie andere etablierte Behandlungsmethoden (29,1%).[36] Die Akupunktursitzungen wirkten für Migräne in gleicher Weise wie eine 6-monatige Einnahme verschiedener Medikamente (Antiepileptika, Betablocker etc.). Die „Kopfschmerztage" bei Spannungskopfschmerzen sanken durch Akupunktur stärker als bei der Einnahme von Medikamenten.[37,38] Ziehen wir noch die potenziellen Nebenwirkungen längerer Medikamenteneinnahmen in Betracht, so ist Akupunktur in einigen Fällen schon deshalb die bessere Wahl.

Diese Ergebnisse bieten eine neue Perspektive sowohl auf komplementärmedizinische Therapien als auch auf Placebo-Behandlungen. Warum sollten letztere eine Täuschung sein, wenn sie die Selbstregulation des Körpers effektiv anregen können und wenig bis gar

35 Haake, Michael et al. "German Acupuncture Trials (GERAC) for chronic low back pain: randomized, multicenter, blinded, parallel-group trial with 3 groups." *Archives of internal medicine* vol. 167,17 (2007): 1892-8. doi:10.1001/archinte.167.17.1892.

36 Scharf, Hanns-Peter et al. "Acupuncture and knee osteoarthritis: a three-armed randomized trial." *Annals of internal medicine* vol. 145,1 (2006): 12-20. doi:10.7326/0003-4819-145-1-200607040-00005.

37 Diener, Hans-Christoph et al. "Efficacy of acupuncture for the prophylaxis of migraine: a multicentre randomised controlled clinical trial." *The Lancet. Neurology* vol. 5,4 (2006): 310-6. doi:10.1016/S1474-4422(06)70382-9.

38 Böwing, G et al. "Differences in Chinese diagnoses for migraine and tension-type headache: an analysis of the German acupuncture trials (GERAC) for headache." *Cephalalgia: an international journal of headache* vol. 30,2 (2010): 224-32. doi:10.1111/j.1468-2982.2009.01921.x.

keine Nebenwirkungen haben? Die TCM-Akupunktur hätte sich beim alleinigen Test gegen die Scheinakupunktur als nicht wirksam erwiesen. Damit wäre sie als nicht wirksam eingestuft worden. Der bereits zitierte Medienwissenschaftler Martin Andree beschreibt den Umgang mit solchen Ergebnissen aus medizinischen Studien wie folgt: „Die empirische Entlarvung, dass eine medizinische Therapie erfolgreich Beschwerden lindert, diese Wirkung jedoch ‚nur' aufgrund von Placebo-Effekten hervorbringt, führt zu der sofortigen Eliminierung dieser Methode – und genau diese Praxis illustriert die negative Haltung innerhalb der Medizin zu Placebo-Effekten."[39]

Der ausschlaggebende Vergleich mit den gängigen schulmedizinischen Methoden, bei dem die TCM-Akupunktur und Scheinakupunktur in Bezug auf die hier vorgestellten Ergebnisse viel besser oder zumindest gleich wirksam sein können, sollte die Wahrnehmung eigentlich verändern. Bei den Medikamenten handelt es sich eben auch um placebo-kontrollierte Wirkstoffe. Jedoch ist der Gesamteffekt bei der TCM-Akupunktur und der Scheinakupunktur stärker oder gleich stark. Damit geht es nicht nur um eine wirksame Substanz. Das sogenannte „Wirksamkeitsparadox", das der klinische Psychologe Harald Walach geprägt hat, beschreibt diesen Umstand. Der Gesamteffekt in der Komplementärmedizin kann demnach besser als eine evidenzbasiert wirksame Substanz sein.[40]

Natürlich soll die Wirkung von Medikamenten nicht abgewertet werden. Im umgekehrten Sinn brauchen wir aber eine andere Perspektive auf die abwertende Sichtweise hinsichtlich der vermeintlichen Täuschung durch Placebos und komplementärmedizinische Maßnahmen. Auch Mesmers Bitte, die Wirksamkeit der zu seiner Zeit etablierten Behandlungsmethoden zu testen, rückt damit in ein anderes Licht (siehe dazu Kapitel 3). So hätte eine Methode wie der Aderlass durch ausgeklügelte Inszenierungen schon damals über-

39 Martin Andree, a.a.O.

40 Walach, Harald, Das Wirksamkeitsparadox in der Komplementärmedizin. Forschende Komplementärmedizin und klassische Naturheilkunde = Research in complementary and natural classical medicine. 8. 193-5. 10.1159/00005722(2001).

prüft werden können. Heute ist belegt, dass die Menge des abgenommenen Blutes ein entscheidender Faktor ist, um den Aderlass für bestimmte Krankheiten in hilfreicher Weise zu nutzen. Mesmer hätte wahrscheinlich durch seine Magnetisierungen vergleichsweise ein besseres Heilungsergebnis bei so manch einer Krankheit erzielt und Patienten sogar das Leben retten können. Zumindest deutet sein Drängen auf einen Vergleich mit den Methoden seiner Kollegen darauf hin, dass er in seiner eigenen praktischen Tätigkeit als Arzt diese Erfahrung gemacht haben dürfte.

Placebo-Effekte in der Medizin

Der Vorstand der Bundesärztekammer beauftragte im Jahr 2007 seinen Wissenschaftlichen Beirat mit der Einrichtung eines Arbeitskreises „Placebo". 2010 resultierte daraus die Veröffentlichung des Buches „Placebo in der Medizin". Ziel des Buches ist es, die Bewusstheit des medizinischen Personals dafür zu fördern, dass der Placebo-Effekt bei jeder Behandlung mitwirkt.[41,42] *Die Bedeutung des Placebo-Effekts für die Medizin wird damit klar herausgestellt. Der Placebo-Effekt ist bei jeder Behandlung präsent.*

Placebo-Effekt, Placebo-Reaktion, Placebo 2.0 oder einfach Selbstheilung?

In der heutigen Medizin ist ein Placebo-Effekt nicht gleich ein Placebo-Effekt. Das heißt, in der Medizin sowie speziell in der Placebo-Forschung existieren mehrere Konzepte vom Placebo und seinen möglichen Effekten, die auch vom Gebrauchskontext abhängig sind. Das Interesse der Forschung richtet sich zwar seit dem Ende

41 Deutsches Ärzteblatt, Stellungnahme des Wissenschaftlichen Beirats der Bundesärztekammer „Placebo in der Medizin". Jg. 107, Heft 28–29, 19. Juli 2010

42 Bundesärztekammer: Placebo in der Medizin. Deutscher Ärzte-Verlag. 2010. Online: https://www.bundesaerztekammer.de/fileadmin/user_upload/downloads/Placebo_LF_1_17012011.pdf

der 1990er Jahre immer mehr auf das Phänomen „Placebo-Effekt" an sich, doch das Placebo führt weiterhin ein Doppelleben in der Medizin. Seine Rolle als Kontrollgröße ist immer noch relevant, da Scheinbehandlungen fester Bestandteil des Goldstandards der klinischen Forschung sind. Dieser Rolle ist es geschuldet, dass in der Auseinandersetzung mit dem Thema Placebo manche Forscher einen Placebo-Effekt im pharmakologischen Sinn ausschließlich auf die Verabreichung eines materiellen Placebos – also beispielsweise einer Zuckerpille oder einer Kochsalz-Spritze – beschränken.

Der Arbeitskreis der Bundesärztekammer entscheidet sich aber bereits 2010 aufgrund der Einsatzbereiche – also der verschiedenen Kontexte wie die klinische Forschung und die tägliche Patientenbetreuung – für eine breitere Definition.[43] Laut Arbeitskreis ist die Verabreichung eines Scheinmedikaments oder eine Scheinbehandlung nicht Voraussetzung für einen Placebo-Effekt, denn auch bei einer Behandlung mit einem „echten" Medikament wirken Placebo-Effekte mit. Placebo-Effekte können – so der Arbeitskreis – durch Erwartungen des Patienten, aufgrund des Behandlungs-Settings oder durch die Interaktion mit dem behandelnden Arzt entstehen.

Somit fällt die Zuckerpille weg, und der Placebo-Schleier wird gelüftet. Übrig bleiben die wirkungsvollen Einflüsse einer Behandlung. Mit dem etwas diffusen Begriff der Kontextfaktoren, auch unspezifische Faktoren genannt, kann alles, was eine Behandlung umfasst, zum potenziell wirkungsvollen Einfluss werden. Psychologisch-mentale Faktoren (zum Beispiel die Erwartung) werden also als Faktoren anerkannt, die direkt auf den Körper einwirken können. Wir werden im Verlauf des Kapitels noch näher darauf eingehen. Die Kontextfaktoren werden, wie gesagt, dem spezifischen Wirkstoff oder der speziellen Behandlungsmethode gegenübergestellt. Für den Praxisalltag ist der Gesamteffekt (spezifische plus unspe-

43 Bundesärztekammer: Placebo in der Medizin. A.a.O.

zifische Faktoren) entscheidend, denn die Konsultation eines Arztes basiert auf einer sozialen Interaktion. Es sei denn, Sie und Ihr Arzt werden aus statistischen Gründen „herausgerechnet".

In der Placebo-Forschung gibt es eine weitere Unterscheidung, die für den allgemeinen Sprachgebrauch nicht relevant ist. Allgemein bekannt ist der Begriff Placebo-Effekt. Wenn Sie sich aber der Placebo-Forschung widmen wollen, dann begegnet Ihnen sehr wahrscheinlich der Begriff „Placebo-Reaktion". Der Arbeitskreis der Bundesärztekammer entscheidet sich diesbezüglich für folgende Definition[44]: Während der Placebo-Effekt jenen messbaren Effekt beschreiben soll, der durch die Kontextfaktoren entsteht („Nettoeffekt"), ist die Placebo-Reaktion die Summe vieler weiterer Faktoren inklusive des Placebo-Effekts („Bruttoeffekt"). Die Placebo-Reaktion schließt unter anderem den natürlichen Krankheitsverlauf, statistische Effekte wie die „Regression zur Mitte" oder parallel in Anspruch genommene Behandlungen mit ein. Die Unterscheidung ist ein Anliegen der klinischen Forschung, die solche Einflüsse herauszufiltern versucht. Pekka Louhiala, Professor für Philosophie der Medizin an der Universität Tampere in Finnland, schreibt in seiner Auseinandersetzung mit den Konzepten zum Placebo-Effekt, dass die beiden Begriffe auch als Synonyme verwendet werden.[45] Das trifft beispielsweise auf die Placebo-Forscher zu, die das Konzept Placebo 2.0 definiert haben. Sie drehen die Bedeutungszuschreibungen der Bundesärztekammer sogar um.

Durch die Erkenntnisse der Placebo-Forschung haben das Placebo und sein Effekt also die limitierte Rolle der Kontrollgröße hinter sich gelassen und sind zum anerkannten und relevanten psychophysischen Phänomen geworden. Zumindest für jene Forscher, Mediziner und Interessierte, die sich mit dem Thema auseinandersetzen. Im neuen Konzept „Placebo 2.0" geht es darum, das Wissen der

44 Ebd.
45 Louhiala, Pekka, Placebo Effects: The Meaning of Care in Medicine. Springer 2020

Placebo-Forschung zum Wohle des Patienten zu nutzen und in die medizinische Praxis zu integrieren. Dies ist sozusagen der nächste Entwicklungsschritt der Placebo-Forschung. Wobei hier an alte Herangehensweisen der medizinischen Praxis angeknüpft wird, was der durchaus übliche Gebrauch von Placebos über die Jahrhunderte hinweg zeigt (siehe dazu Kapitel 2). Die Verabreichung eines Placebos ohne Wissen des Patienten ist auch heutzutage in der medizinischen Praxis nicht unüblich. So ergab beispielsweise eine anonyme Umfrage der Medizinischen Hochschule Hannover im Jahr 2008, dass 131 Personen von insgesamt 180 Befragten des medizinischen Personals der Uniklinik Placebos bei der Versorgung der Patienten verwenden. Darunter bestätigten 53% der Ärzte und 88% der Pflegekräfte den Einsatz von Placebos. Die Wirkung wurde von 28,5% der Ärzte und 63,8% der Pflegekräfte als hoch bewertet. Die häufigste Placebo-Gabe erfolgte laut der Umfrage bei Schmerzen (76%) sowie bei Schlaflosigkeit (76%).[46]

Das Konzept rund um den Begriff Placebo 2.0 hat aufgrund der Fortschritte in der Placebo-Forschung natürlich eine sehr fundierte wissenschaftliche Basis und beschränkt sich nicht nur auf die Verabreichung eines Scheinmedikaments. Das Konzept wird ausführlich vorgestellt in dem gleichnamigen Buch „Placebo 2.0. Die Macht der Erwartung“, das von den bekannten deutschen Placebo-Forschern Ulrike Bingel und Manfred Schedlowski mit Beiträgen von weiteren Placebo-Forschern wie Fabrizio Benedetti und Ted Kaptchuk im Jahr 2019 herausgegeben wurde.[47] Das dort präsentierte Wissen basiert unter anderem auf Forschungsergebnissen einer interdisziplinären Forschergruppe, die in den Jahren 2010 bis 2017 von der Deutschen Forschungsgemeinschaft (DFG) unter dem Namen „Erwartung und Konditionierung als Basisprozesse der Placebo- und Nocebo-Reaktion: Von der Neurobiologie zur klinischen Anwendung“ gefördert wurde. Dieses Projekt hat wesentlich zur

46 Bernateck, Michael et al. „Placebotherapie: Analyse von Umfang und Erwartung in einer Klinik der Maximalversorgung." (2008).

47 Bingel, Schedlowski, Kessler, a.a.O.

Placebo-Forschung beigetragen und wichtige Ergebnisse auf einer Webseite öffentlich zugänglich gemacht.[48]

Das Buch Placebo 2.0 beschreibt somit einige Ansätze der klinischen Anwendung des Placebo-Effekts, bei denen die Effekte der Erwartung und Konditionierung zum Einsatz kommen sollen. Diese sollen *zusätzlich* in die gängige medizinische Praxis integriert werden. Placebo-Effekte, die beispielsweise allein durch die Kommunikation ausgelöst werden können, sollen gezielt die Wirkung von Medikamenten verstärken. Nocebo-Effekte wiederum gilt es hingegen kommunikativ zu vermeiden. Das dies noch keine gängige Praxis ist, können Sie eventuell an den Worten Ihres Arztes bemerken. Die Prognose der eingeschränkten Lebensdauer, die sich dann teilweise sogar über Jahrzehnte als Fehleinschätzung seitens des Arztes herausstellen kann, ist ein klassisches Beispiel für eine Nocebo-Kommunikation. Die Frage ist, wie der Patient mit dieser Aussage umgeht. Der Patient ist im Sinne des Placebos 2.0 nämlich auch ein Experte, der von der Kraft der Erwartung weiß und diese aktiv bei der Einnahme eines Medikaments nutzen kann.

Ein weiteres Beispiel ist, dass Placebo-Effekte durch Konditionierung trainiert werden, um so die Medikamentengabe zu reduzieren und damit Nebenwirkungen zu verringern. Außerdem sollen Placebos mit Wissen des Patienten verabreicht werden. Dass diese sogenannte „offene Gabe“ sehr gute Wirkungen erzielen kann, hat Ted Kaptchuk, Professor für Medizin an der Harvard Medical School, in einem der ersten Versuche dazu gezeigt. Für den Versuch[49] wurden die Probanden wissentlich mit einem Placebo-Medikament gegen das Reizdarmsyndrom behandelt. Bei 59% der Probanden trat eine Verbesserung ein, wohingegen sich in der Kontrollgruppe, die nicht behandelt wurde, die Symptome bei 35% der Probanden verbesserten.

48 Internetseite des Forschungsprojekts: www.placeboforschung.de.

49 Kaptchuk, Ted J et al. "Placebos without deception: a randomized controlled trial in irritable bowel syndrome." *PloS one* vol. 5,12 e15591. 22 Dec. 2010, doi:10.1371/journal.pone.0015591.

Ein weiteres aktuelles Forschungsprojekt[50], das im Jahr 2020 startete, setzt sich speziell mit der Wirkung der Erwartung von Patienten auf eine Behandlung auseinander. Auch dieses Projekt wird von der Deutschen Forschungsgemeinschaft gefördert und trägt den Namen „Treatment Expectation" (Behandlungserwartung). Dabei geht es darum, die psychologischen und neurobiologischen Prozesse hinter der Erwartung noch besser zu verstehen und praxisorientiert zu erforschen. Das daraus resultierende Wissen über die Erwartung von Patienten soll genutzt werden, um den Behandlungserfolg zu verbessern. Das deutsche Forschungsprojekt unter der Leitung der Neurologin Ulrike Bingel ist die Fortsetzung des bereits genannten Projekts. Nicht zuletzt geht es dabei auch um den Ausbau der „Spitzenforschung" zu Placebo-Effekten in Deutschland. Wir dürfen gespannt darauf sein, ob sich die Ansätze der anwendungsorientierten Placebo-Forschung in der Patientenbetreuung durchsetzen.

Die Erkenntnisse, die durch die Placebo-Forschung gewonnen werden, sind der Schlüssel zur Überwindung der künstlichen Trennung von Körper und Geist beziehungsweise von Bewusstseinsprozessen. Das zeigt auch die Tatsache, dass man sich in der klinischen Forschung der Macht der Erwartung auf den Körper widmet. Die Trennung ist die eigentliche Täuschung – nicht das Placebo oder der Placebo-Effekt. Das Placebo und sein Effekt legen diese Täuschung in unserem Denken offen. Brauchen wir die Zuckerpille, damit wir uns selbst überzeugen und die Kräfte unserer Erwartungen sich entfalten können? Den Patienten zum Experten werden zu lassen, heißt doch auch, dass die genannten Einflüsse als potenziell wirkungsvoll wahrgenommen werden können. Was die Placebo-Forschung eigentlich offenlegen kann (und soll), ist die Fähigkeit des Körpers zur Selbstheilung. Es ist eine Art Rückbesinnung auf unseren eigenen „inneren Arzt"; denn letztendlich ist der Placebo-Effekt der Ausdruck für das Wirken unserer Selbstheilungskräfte. Diese müssen manchmal nur ein wenig angestoßen werden, damit sich der Körper wieder selbst heilen kann.

50 Internetseite des Forschungsprojekts: https://treatment-expectation.de.

Wir schlagen deshalb vor, diese Fähigkeit des Körpers wieder ins Zentrum der Aufmerksamkeit auch in der Medizin zu stellen und nicht nur als additives Werkzeug zu nutzen. Der placebo-verschleierte Blick sollte genau auf diese Fähigkeit der Selbstregulation unseres Körper-Geist-Systems gelenkt werden. Für die Definition eines *Placebos als Auslöser* beziehungsweise als Impuls für die Selbstregulation müsste konsequenterweise ein ganz anderer Begriff etabliert werden.

Die messbare physiologische Realität des Placebo-Effekts

Der Placebo-Effekt ist nicht irgendein diffuser psychologischer Effekt oder eine Einbildung. Er definiert sich durch eine messbare Veränderung im Körper (siehe dazu auch Kapitel 2). Die gemessenen Placebo-Effekte sind vielfältig. Je nach körperlichen Symptomen oder Krankheitsbildern können verschiedene körperliche Regulationsprozesse beteiligt sein. Allein die Ergebnisse aus placebo-kontrollierten Studien zeigen das große Potenzial des Placebo-Effekts. Die körpereigenen Regulationsmechanismen sind aber bei Weitem nicht alle nachvollziehbar. In Bezug auf Schmerzen sind die Wirkungsweisen am besten erforscht. Bei Schmerzen sorgt das körpereigene schmerzstillende System für Schmerzlinderung, was der Begriff Placebo-Analgesie zum Ausdruck bringt. In Kapitel 5 gehen wir näher auf dieses interessante Thema ein.

Fabrizio Benedetti hat sich ausführlich mit verschiedenen Placebo-Effekten auseinandergesetzt.[51] Er definiert den Placebo-Effekt als psychobiologisches Phänomen. Laut Benedetti zeigen beispielsweise Krankheiten wie Asthma, Epilepsie, Migräne oder auch sexuelle Funktionsstörungen signifikante Verbesserungen in den Placebo-Gruppen von Studien. Die zugrunde liegenden körperlichen Regulationsmechanismen der jeweiligen Krankheiten sind aber, laut

51 Fabrizio Benedetti: Placebo Effects: Understanding the Mechanisms in Health and Disease. Second Edition. Oxford 2014.

Benedetti, noch nicht bekannt. Es wirkt also, aber wie es wirkt, ist nicht immer genau nachvollziehbar. Wenn Sie jetzt denken, dass der Placebo-Effekt nur zu einem gewissen Prozentsatz und auch nicht bei allen Probanden einer Studie wirkt, dann haben Sie recht. Individuelle Faktoren spielen eine wichtige Rolle. Das ist aber ebenso bei Medikamenten der Fall. Sie können unterschiedlich bei verschiedenen Personen wirken. Sie wirken auch nur bei einem gewissen Prozentsatz. Menschen, die wenig bis gar nicht auf Interventionen reagieren, nennt man in der Medizin „Non-Responder".

Damien Finniss, Professor für Schmerzmedizin an der Universität in Sydney, hat mit seinen Kollegen eine Übersicht zu einigen nachgewiesenen körperlichen Placebo-Effekten erstellt.[52] Bei Parkinson konnte man beispielsweise verschiedene Effekte im Gehirn nachvollziehen. Die Krankheit wird durch einen Dopamin-Mangel verursacht. Das heißt, der Körper produziert nicht mehr genug Dopamin. Bei einem Placebo-Effekt beginnt der Körper dennoch wieder selbstständig Dopamin im sogenannten *Striatum* freizusetzen. Zudem wurden Veränderungen in den Basalganglien und in der Neuronenaktivität des Thalamus festgestellt.

Ein weiteres Beispiel für den Placebo-Effekt ist die Unterdrückung (Supression) des Immunsystems durch Lernvorgänge im Körper (Konditionierung).[53] Der Körper lernt also eine Reaktion, indem ein immunsupressives Medikament (Ciclosporin) mit einem ungewöhnlich schmeckenden Getränk verabreicht wird. Danach wird das Getränk mit der Einnahme eines Placebos verbunden. Die Immunmediatoren Interleukin-2 (IL-2) und Interferon-gamma (IFN-) konnten in Verbindung mit dem ungewöhnlich schmeckenden Getränk allein von der Placebo-Gabe messbar beeinflusst werden. Dieser Lernvor-

52 Finniss, Damien G et al. "Biological, clinical, and ethical advances of placebo effects." *Lancet (London, England)* vol. 375,9715 (2010): 686-95. doi:10.1016/S0140-6736(09)61706-2.

53 Goebel, Marion U et al. "Behavioral conditioning of immunosuppression is possible in humans." *FASEB journal: official publication of the Federation of American Societies for Experimental Biology* vol. 16,14 (2002): 1869-73. doi:10.1096/fj.02-0389com.

gang muss jedoch wiederholt werden, damit der Körper die Reaktion nicht verlernt.

Benedetti thematisiert Placebo-Effekte auch in Bezug auf die Funktionen der verschiedenen Subsysteme des Körpers.[54] So widmet er sich unter anderem dem Nervensystem, dem Immun- und Hormonsystem oder dem Herz-Kreislauf-System. Placebo-Effekte entstehen durch komplexe Prozesse, die oftmals im Gehirn beziehungsweise in unserer Wahrnehmung starten. So müssen viele Faktoren „zusammengedacht“ werden. Für das Immun- und Hormonsystem gibt es dafür die Psychoneuroendokrinologie. Wie es der Name sagt, untersucht diese Forschungsrichtung also die gegenseitige Einflussnahme von Gehirn, Immunabwehr, Hormonen und psychosozialen Faktoren. Ein wichtiges Thema ist dabei die Erforschung von Stress.

Der Psychoneuroimmunologe Christian Schubert von der Medizinischen Hochschule Innsbruck untersucht solche Zusammenhänge. In einer Einzelfallstudie wurde eine gesunde 25-jährige Probandin 63 Tage lang in ihrem Alltag begleitet („life as it is lived“).[55] Die Probandin gab für die Untersuchung jeden Tag Urinproben ab. Insgesamt wurden über 126 Messungen durchgeführt, um den Cortisol- und Neopterinspiegel – also zelluläre Immunparameter – zu messen. Gleichzeitig gab die Probandin zu ihrem tagtäglichen emotionalen Befinden Auskunft und wurde wöchentlich zu emotional positiv oder negativ erlebten Alltagsgeschehnissen befragt. Für sie bedeutsame Ereignisse wurden mit den Auswertungen der Urinproben in Verbindung gebracht. Bei der Auswertung zeigte sich, dass die von der Probandin erlebten stressvollen Ereignisse, Nachdenklichkeit oder zeitweilige depressive Verstimmungen mit einem zyklisch auftretenden Anstieg und Abfall des Cortisol- und Neopterinspiegels

54 Fabrizio Benedetti: Placebo Effects: Understanding the Mechanisms in Health and Disease. Second Edition. Oxford 2014.

55 Schubert, Christian et al. "Stress system dynamics during "life as it is lived": an integrative single-case study on a healthy woman." *PloS one* vol. 7,3 (2012): e29415. doi:10.1371/journal.pone.0029415.

im Urin korrelierten. Bei positiven Ereignissen konnten genau entgegengesetzte Werte des Cortisol- und Neopterinspiegels festgestellt werden. Das besondere an der Studie war, dass die Probandin, anders als unter Laborbedingungen, über einen längeren Zeitraum in Bezug auf ihre echten Lebensbedingungen getestet werden konnte.

Das Beispiel führt uns nochmals vor Augen, dass der Körper also mit physischen Veränderungen auf unser Verhalten, unsere Gedanken und darauf reagiert, wie wir mit Situationen umgehen. So antwortet bei akutem negativen Stress das Immunsystem zunächst mit einer erhöhten Aktivität. Der Körper reguliert sich bei nachfolgender Entspannung wieder selbstständig. Bei chronischem Stress jedoch erhöht sich unter anderem der Cortisolspiegel dauerhaft, und das Immunsystem wird unterdrückt, was zur Infektanfälligkeit führen kann.

Der Neurowissenschaftler Tobias Esch schreibt zu diesem Thema: „Negative Gedanken verursachen Stress im Körper, und werden sie zum Dauerzustand, können sie chronische Entzündungskrankheiten begünstigen, einen Reizmagen, Reizdarm oder beispielsweise Gelenkschmerzen.“[56] In Bezug zum Umgang mit unseren Gedanken beziehungsweise zur Praxis der Achtsamkeitsmeditation schreibt Esch weiterhin: „Achtsamkeit könnte (…) als angewandter Placeboeffekt verstanden werden – als eine Placebo-Medizin, die man sich selbst verschreibt, um Selbstheilungsprozesse aktiv zu fördern. Und das Beste: Schon eine kleine Dosis kann etwas bewirken.“[57]

56 Esch, Tobias, Der Selbstheilungscode. Neurobiologie von Gesundheit und Zufriedenheit. Beltz 2017, S. 203.
57 Ebd. S. 205

Unser Körper und die Außen- und Innenwelt: Kontexte und Lebenswelten – Erwartung, Lernen und Bedeutung

Im Laufe des Lebens müssen wir uns in bestimmten Kontexten zurechtfinden und nehmen verschiedene Rollen ein. Sei es in der Schule als Schüler, im Arbeitsleben als Angestellter oder Chef, beim Einkaufen als Kunde oder als Patient bei einem Arzt. Falls wir zu einem bestimmten Zeitpunkt nicht in ein anderes Land gezogen sind, kennen wir die meisten entsprechenden Kontexte seit unserer Kindheit. Wir haben gelernt, uns in bestimmten Situationen auf eine bestimmte Weise zu verhalten, wobei es natürlich individuelle Abweichungen gibt. Diese gilt es auch zu beachten, wenn es um den Placebo-Effekt geht.

Wenn wir aufgrund von Beschwerden einen Arzt konsultieren, dann haben wir ein bestimmtes Schema über Praxisräume, Abläufe in der Praxis und das Verhalten eines Arztes im Kopf. Würden wir nun den Behandlungsraum betreten und den Arzt in einem langen roten Gewand gekleidet sowie mit Federkrone auf dem Kopf vorfinden, dann wären wir wohl eher irritiert. Wenn der Arzt dann noch beginnen würde, ein Trommelritual zur Behandlung unserer Beschwerden zu vollziehen, anstatt uns ein Rezept für ein Medikament oder eine andere Therapieform auszustellen, wäre dieser Arztbesuch alles andere als gewöhnlich. Anders wäre es natürlich, wenn wir einen Schamanen konsultieren, der sich für die Heilrituale seiner Tradition entsprechend kleidet.

Die amerikanische Sozialpsychologin Ellen Langer verweist auf die Bewusstwerdung der sozial konstruierten Welt einer Gesellschaft und ihrer Kultur(en). Achtsamkeit ist für sie in dieser Hinsicht ein wichtiger Schlüssel, mit dem wir Kontexten bewusst und in unserem eigenen Interesse begegnen.[58] Unsere Gedanken, Einstellungen

58 Langer, Ellen, Die Uhr zurückdrehen? Gesund alt werden durch die heilsame Wirkung der Aufmerksamkeit. Junfermann Verlag 2011.

und Erwartungen – ob bewusst oder unbewusst – sind von der Gesellschaft geprägt, in der wir leben und Erfahrungen machen. Das schließt kulturelle Aspekte wie Werte, Normen, Traditionen und Tabus sowie unsere gesamte Sicht auf die Welt mit ein. Es sind genau solche Kontextfaktoren, die in die Betrachtung des Placebo-Effekts als Selbstheilungspotenzial des Körpers hineinfließen.

Solche Kontextfaktoren als Auslöser eines Placebo-Effektes beschreibt der bereits erwähnte U.S.-Amerikanische Psychiater Jerome Frank (1909-2005) ursprünglich für den psychotherapeutischen Rahmen.[59] Es sind die *Beziehung* zwischen dem Behandelnden und dem Behandelten, das *Setting*, in dem die Behandlung stattfindet (inklusive *Insignien* wie Zertifikate an der Wand oder Berufskleidung) sowie die ausgelöste Heilungserwartung. Hinzu kommt ein Erklärungs*mythos* oder das Narrativ für eine Krankheit sowie das sich daraus ergebende Behandlungskonzept beziehungsweise das therapeutische *Ritual*. Mit anderen Worten geht es dabei um die Umsetzung der Behandlung. Diese Kontext- oder Wirkfaktoren sind bei jeder Behandlung und auch in klinischen Studien präsent. Frank definiert sie als kulturübergreifende Faktoren der Heilung, die das Wirken einer Behandlung allumfassend in verschiedenen Gemeinschaften erklären sollen. In Abhängigkeit von der jeweiligen Kultur unterscheiden sie sich dann in der Realisierung. Mit diesen Wirkfaktoren lassen sich nicht nur medizinische Wirkkontexte begreifen, sondern sie verweisen auf das generelle Wirken von Kontexten – auch auf unseren Körper.

Alles kann auf eine Behandlung eine Wirkung haben. Vor allem, wenn wir etwas sowohl individuell als auch als Gesellschaft eine Bedeutung beimessen. Ellen Langer schreibt diesbezüglich: „Placebos haben häufig die Form eines einzigen Wortes, in dem eine umfassendere geistige Einstellung zum Ausdruck gebracht wird.“[60] So ist eine *Bedeutungswirkung* gemäß dem Anthropologen Daniel

59 Jerome Frank, a.a.O.

60 Langer, Ellen, Die Uhr zurückdrehen? Gesund alt werden durch die heilsame Wirkung der Aufmerksamkeit. Jungfermann Verlag, 2011. S. 101.

Moerman[61] eine Reaktion des Körpers auf die verschiedenartigen Informationen einer Behandlung. Die Bedeutungswirkung ist in dem Fall der Placebo-Effekt.

Bedeutungsgebung, Erwartung und die Möglichkeit der Konditionierung beziehungsweise die Lernfähigkeit des Körpers sind Wirkmechanismen in der Innenwelt eines Subjekts, die zur Erklärung der Wirkmacht von Placebos herangezogen werden. Es sind Mechanismen, die körperliche und mentale Vorgänge – unserer Wahrnehmung beziehungsweise unseres Bewusstseins – mit der auf uns einwirkenden Außenwelt verknüpfen. Die Innenwelt ist freilich mit der Außenwelt verbunden und wird von dieser auch beeinflusst. So ist für das Verständnis des Placebo-Effektes letztendlich ein biopsychosoziales Menschenbild unverzichtbar. Nur auf dessen Grundlage können solche Verbindungen auch in die medizinischen Behandlungen einbezogen werden. Das biopsychosoziale Menschenbild sieht den Menschen nicht nur als ein biologisches Wesen, also als Körper. Es erfasst den Menschen darüber hinaus als denkendes und fühlendes Wesen sowie eingebettet in Beziehungen mit anderen Menschen.

Der Arzt Jochen Oeltjenbruns und sein Kollege Michael Schäfer beschreiben vor diesem Hintergrund Placebo-Effekte als eine erlernte Reaktion des Körpers, die auf (unbewusstes) Lernen durch Assoziation gründet.[62] Für solche Reaktionen braucht es individuelle Vorerfahrungen. Für Placebo-Effekte, die ohne diese Vorerfahrung entstehen, dient die Erwartung als Erklärung. Erwartung und Konditionierung bedingen sich auch und können nicht unbedingt getrennt voneinander betrachtet werden. Eine Erwartung entsteht nämlich auch aufgrund von Erfahrungen.

Beispielsweise kann der therapeutische Kontext, in dem eine Behandlung stattfindet, durch das wiederholte Erleben zu einer be-

61 Daniel Moerman, a.a.O.

62 Oeltjenbruns, J., Schäfer, M. Klinische Bedeutung des Placeboeffektes. *Anaesthesist* 57, 447–463 (2008). https://doi.org/10.1007/s00101-008-1370-6,

stimmten Reaktion im Körper führen. Lassen Sie uns jetzt bitte nicht an den Zahnarzt denken und auch nicht an die Situation im Wartezimmer, in dem wir auf unsere Behandlung gewartet haben. Die vorhandenen Gedächtnisinhalte können also aktiviert werden. Wir nehmen unsere Umwelt nicht wie ein unbeschriebenes Blatt vollkommen objektiv und frei von unseren Erfahrungen und Prägungen wahr.

Erwartung entsteht ebenfalls aufgrund von Informationen oder Beobachtungen anderer Menschen in gleichen Situationen. Eine Erwartung kann allgemein als gedanklich bewusste Vorwegnahme eines zukünftigen Ereignisses beschrieben werden. Aber Erwartungen müssen einem Menschen auch nicht immer bewusst sein. Oeltjenbruns und Schäfer beschreiben, dass Placebo-Effekte eine von der Erwartung des Patienten evozierte Reaktion des Körpers sind. Die Suggestibilität eines Menschen, die Motivation und der Glaube eines Menschen, dass er selbst Kontrolle über seinen Gesundheitszustand hat und nicht durch äußere Umstände kontrolliert wird, sind für Oeltjenbruns und Schäfer ausschlaggebende Faktoren.

Die Neurowissenschaftlerin Martina Amanzio und ihre Kollegen führten in diesem Zusammenhang eine Studie durch, bei der allein aufgrund unterschiedlicher Informationen unterschiedliche Erwartungshaltungen und damit verschiedene Placebo-Effekte ausgelöst wurden. Stärkere Placebo-Effekte entstanden durch den folgenden Satz: „Sie bekommen eine sehr starke Schmerztablette.“[63] Die entstehenden Placebo-Effekte konnten durch die Erklärung erhöht werden, dass das Medikament erfolgreich in der Schmerztherapie sei und nach chirurgischen Eingriffen angewendet wird sowie auch in wissenschaftlichen Untersuchungen seine Wirksamkeit unter Beweis gestellt habe. Umkehrt konnte durch Sprache eine geringere Erwartungshaltung evoziert werden, die geringere Placebo-Effekte

63 Amanzio, M, und Benedetti F., "Neuropharmacological dissection of placebo analgesia: expectation-activated opioid systems versus conditioning-activated specific subsystems." *The Journal of neuroscience: the official journal of the Society for Neuroscience* vol. 19,1 (1999): 484-94. doi:10.1523/JNEUROSCI.19-01-00484.1999

hervorbrachte. Dafür war zum Beispiel der folgende Satz verantwortlich: „Das Medikament kann vermutlich Schmerzen lindern, was aber noch nicht wissenschaftlich nachgewiesen ist. In Einzelfällen kam es gelegentlich zu einer Schmerzverstärkung." Manchmal scheint unser Wohlergehen von einem einzigen Wort abzuhängen.

Wirkungsvolle Scheinoperationen – Placebos in der Chirurgie

„Um es zusammenzufassen: Für den größtmöglichen Placebo-Effekt benötigen Sie das aufwändigste, schmerzhafteste, kostenintensivste, maximal-invasive und zeitaufwändigste Placebo, das möglich ist. Verabreichen Sie es in einer Umgebung, die voll von Autoritätspersonen und Technologie steckt und von einem enthusiastischen Befürworter der Behandlung verabreicht wird."

Ian Harris (übersetzt aus dem Englischen)

Scheinoperationen sind für den einen oder anderen auf den ersten Blick vermutlich etwas eher Befremdliches. Der Proband bekommt ja nicht einfach nur eine Pille oder Spritze verabreicht. Er wird einer detailreich inszenierten Operation unterzogen und dabei aufgeschnitten, ja er bekommt möglicherweise sogar im Namen der Wissenschaft Löcher in die Schädeldecke gebohrt. All das, ohne eine wirkliche Behandlungsmethode anzuwenden. Damit steht der Chirurg dem Schamanen in nichts nach, denn es werden alle Register gezogen, um den Probanden durch die zur Verfügung stehenden Mittel von der Echtheit der Intervention zu überzeugen. Von Operationsgeräuschen bis zum Einspielen von Videoaufnahmen bereits stattgefundener Eingriffe – viel bewirkt in diesem Fall viel und steigert die Erwartungshaltung immens. Dasselbe gilt für die „echte" Operation. Sie kann schon allein aufgrund des Drumherums wirken. Zur Erinnerung: Placebo-Effekte durch das Wirken der Kontextfaktoren können bei keiner medizinischen Intervention ausgeklammert werden. Im Falle einer Operation sind es alle dazugehörigen Maßnahmen und nicht nur die spezifische Operationsmethode. Die Selbstheilung des Körpers ist bei ausnahmslos allen Interventionen beteiligt. Ohne Selbstheilung geht gar nichts, wie das leidliche Thema Wundheilung zeigt.

Ian Harris, Verfasser des Buches „Surgery, the ultimate Placebo", hat sich eingehend mit dem Thema Scheinoperationen beschäftigt.[64] Er ist Professor für orthopädische Chirurgie, führt seit vielen Jahren selbst Operationen durch und betreibt klinische Forschung zur Effektivität von Operationen. Harris geht *nicht* davon aus, dass alle Operationen unwirksam sind, aber viel zu oft und zu schnell operiert wird. Um die Qualitätssicherung zu gewährleisten, sieht er placebo-kontrollierte Studien als das Mittel der Wahl an. Dabei ist es natürlich umstritten, Probanden ohne einen wirklichen Eingriff einen Schaden zuzufügen. Harris argumentiert mit dem sozialen Nutzen der Wissenschaft. Das Risiko des Einzelnen kommt für ihn dem potenziellen Nutzen der Gesellschaft zugute. So machen es die Studienergebnisse möglich, dass Patienten zukünftig besser versorgt werden können, wobei der Schaden laut Harris so minimal wie möglich gehalten wird; denn auf der anderen Seite ist die Anwendung von potenziell unwirksamen Behandlungen genauso fragwürdig. Hinzu kommt, dass man ohne wissenschaftliche Überprüfung generell nicht sagen kann, ob eine Operationsmethode wirklich hilfreich ist. Harris argumentiert weiterhin, dass viele (gängige) Operationsmethoden, die einer placebo-kontrollierten Studie unterzogen wurden, sich als unwirksam herausstellten. Sie wurden teilweise lange Zeit routinemäßig angewendet und für wirksam gehalten. Der Gesundheitszustand von Menschen nach einer Operation verbessert sich zwar häufig, genauso kann sich aber ein vergleichbarer Anteil nach einer Scheinoperation verbessern. Das heißt, es ist nicht zwingenderweise die spezifische Methode, die Abhilfe schafft. Ärzte wie Patienten sind laut Harris gleichermaßen in ihrer Denkweise darauf fokussiert, die wahrgenommene Verbesserung mit

64 Harris, Ian, *Surgery, the ultimate Placebo.* NewSouth Publishing 2016.

dem bekannten Ursache-Wirkungs-Prinzip zu verstehen; und die Ursache muss demnach logischerweise – so sind wir geprägt – die spezifische Operationsmethode sein.

Die klinische Neurowissenschaftlerin Karolina Wartolowska hat mit Kollegen der Oxford Universität eine systematische Übersicht zu placebo-kontrollierten Operationen erstellt.[65] In 39 von 53 durchgeführten Studien, also zu 74%, verbesserten sich die Symptome auch in der Placebo-Gruppe. In 27 Studien (51%) schnitt die Operationsmethode sogar nicht besser als eine Scheinoperation ab. Bei den verbleibenden 26 Studien (49%) schnitt die Operationsmethode zwar besser ab, jedoch war der Effekt gegenüber der Scheinoperation nur geringfügig. Im Folgenden werden wir Ihnen einige Studien ausführlicher vorstellen.

Wir beginnen die Vorstellung einiger wirklich bemerkenswerter Studien mit einer wichtigen Vorbemerkung. Wir möchten Sie durch die Aussagen in den Studien keineswegs verunsichern. Im Gegenteil. Unsere einfache Botschaft, die wir auch hier noch einmal – beinahe schon wie einen Refrain – wiederholen, lautet: Ihre Selbstheilungskräfte sind immer am Werk, diesbezüglich können Sie Ihrem Körper vertrauen. Die Ergebnisse der Studien zeigen, wie wirkmächtig die angeregten Selbstheilungskräfte sein können. Es ist nämlich der eigene Körper mit seiner Selbstregulation, der sich in letzter Instanz nach der Operation bestenfalls vollständig heilt. Sollten Sie sich für eine Operation entscheiden, so ist die positive Erwartungshaltung in jedem Fall eine Komponente, die nachgewiesenermaßen hilft. Der Placebo-Forschung sei Dank! Der in der ersten Hälfte des 20. Jahrhunderts berühmte Chirurg John Miller Turpin Finney (1863-1942), Professor für Chirurgie an der Johns Hopkins Medical School, vertrat sogar die Ansicht, dass er einen Patienten, der Angst hat, bei der Operation zu sterben, nicht operieren würde.[66]

---

65 Wartolowska, Karolina et al. "Use of placebo controls in the evaluation of surgery: systematic review." *BMJ (Clinical research ed.)*vol. 348 g3253. 21 May. 2014, doi:10.1136/bmj.g3253.

66 Heuer, G J, and Andrus, W D. "The Effect of Adrenal Cortical Extract in Controlling

Es ist verblüffend zu sehen, was der Köper in der Gegenüberstellung zu unseren gewohnten Herangehens- und Denkweisen dann doch alles zu leisten vermag – verdeckt von der Annahme, dass *nur* die Operationsmethode hilfreich sei. Ian Harris verfolgt gemäß seiner Profession ein wichtiges Ziel – die Prüfung der Effektivität von Operationen. Als Nebeneffekt macht er uns in Bezug auf Operationen auf die Selbstregulation des Körpers aufmerksam. Gerade bei Operationsmethoden, die bislang als erfolgreich galten, würde man nicht unbedingt auf die Idee kommen, dass sie nicht besser als ein Placebo abschneiden können. Operationen stellen aufgrund der Invasivität der Behandlungsform eine weitere Stufe im Interventionsspektrum der Medizin dar. Und ja, der Placebo-Effekt ist auch hier ein Thema.

Die Operationsmethode zur Behandlung von Angina Pectoris ist ein frühes Beispiel für die Wirksamkeit von Placebo-Operationen in der Geschichte der Medizin. Um die Blutversorgung des Herzens zu gewährleisten, öffnete man den Brustkorb und band bei der sogenannten Ligatur die inneren Brustarterien mit einem chirurgischen Faden ab. Der Kardiologe Grey Dimond (1918-2013) und seine Kollegen von der Universität Kansas veröffentlichten bereits 1960 eine placebo-kontrollierte Studie, in der sie diese Operationsmethode getestet hatten.[67] Auch die Probanden der Placebo-Gruppe berichteten von einer starken Verbesserung ihres Gesundheitszustandes. In der Studie heißt es, dass die Verbesserung in beiden Gruppen identisch war und das durchgeführte Belastungselektrokardiogramm der Probanden sich durch beide Verfahren nicht verändert hatte.

Eine häufig zitierte Studie wurde zur Ostheoarthritis am Knie mit 165 Probanden durchgeführt. Für die Studie des Sportmediziners

---

Shock Following the Injection of Aqueous Extracts of Closed Intestinal Loops." *Annals of surgery* vol. 100,4 (1934): 734-49. doi:10.1097/00000658-193410000-00015. S. 747

67 Dimond, E G et al. "Comparison of internal mammary artery ligation and sham operation for angina pectoris." *The American journal of cardiology* vol. 5 (1960): 483-6. doi:10.1016/0002-9149(60)90105-3.

Bruce Moseley und seinen Kollegen wurden die Probanden in drei Gruppen eingeteilt.[68] Eine Gruppe erhielt die echte Behandlung, bei der das Kniegelenksinnere geglättet wurde. Die andere Gruppe erhielt eine einfache Spülung des Kniegelenks. Den Probanden der dritten Gruppe wurde die Haut oberflächlich aufgeschnitten. Bezüglich der Symptomverbesserungen zeigte sich kein Unterschied zwischen den Gruppen – auch nach einem Jahr nicht.

Das Forscherteam um Cynthia McRae von der Universität Denver führte placebo-kontrollierte Eingriffe zum Test einer Behandlungsmethode für Parkinson-Patienten durch.[69] Hierfür wurden, wie bereits eingangs erwähnt, den Probanden Löcher in die Schädeldecke gebohrt, um embryonale Dopamin-Nervenzellen in das Gehirn zu implantieren. Der Placebo-Gruppe wurden keine Nervenzellen implantiert. 30 der insgesamt 40 Probanden wurden im Anschluss noch nach 8 und 12 Monaten zur Lebensqualität befragt. Davon hatten 12 Probanden eine echte Behandlung und 18 nur eine Scheinbehandlung erhalten. Die meisten der 30 Probanden fühlten sich deutlich besser, unabhängig davon, welcher Gruppe sie angehörten. Es gab keinen signifikanten Unterschied zwischen der Verum- und der Placebo-Gruppe. Wichtig dabei war, dass die Probanden glaubten, dass sie eine echte Behandlung erhalten hatten. Dann waren auch die körperlichen Funktionen deutlich besser. Die Erwartungshaltung hatte einen Einfluss auf ihr Wohlbefinden.

Der Neurowissenschaftler Ji Hyun Ko und weitere Kollegen der kanadischen Universität Manitoba beschäftigten sich in Bezug auf diese Parkinson-Behandlungsmethode mit der Analyse der neuronalen Prozesse, die den Placebo-Effekten der Placebo-Kontrollgruppe zu-

---

68 Moseley, J Bruce et al. "A controlled trial of arthroscopic surgery for osteoarthritis of the knee." *The New England journal of medicine* vol. 347,2 (2002): 81-8. doi:10.1056/NEJMoa013259 Online: https://www.nejm.org/doi/full/10.1056/nejmoa013259.

69 McRae, Cynthia et al. "Effects of perceived treatment on quality of life and medical outcomes in a double-blind placebo surgery trial." *Archives of general psychiatry* vol. 61,4 (2004): 412-20. doi:10.1001/archpsyc.61.4.412 Online: https://jamanetwork.com/journals/jamapsychiatry/fullarticle/481982

grunde liegen.[70] Die Analyse erfolgte durch Hirnscans vor der Operation sowie 6 und 12 Monate nach der Operation. Der Placebo-Effekt wurde mit der Ausprägung eines bestimmten Schaltkreises in Verbindung gebracht (cerebello-limbic circuit). Dieses Netzwerk wuchs konstant, während die Patienten nicht wussten, dass sie eine Placebo-Behandlung erhalten hatten. Mit der „Entblindung" der Patienten nach sechs Monaten korreliert auch der Rückgang des besagten Netzwerks auf das Ausgangsniveau, so dass auch die Symptome zurückkehrten.

Offenbar kann die Information, dass die Probanden „nur" eine Placebo-Behandlung erhalten haben, die Rückbildung des zuständigen Netzwerks veranlassen, die durch die positive Erwartungshaltung zur Verbesserung der Krankheit führt. Der bereits erwähnte Medienwissenschaftler Martin Andree greift das Beispiel auf und beschreibt, dass die Verbesserung der Symptome (beispielsweise die motorischen Fähigkeiten) auf der Illusion der Behandlung und auf der positiven Erwartungshaltung basiert. Die Offenlegung dieser Illusion sprengt auch das Narrativ beziehungsweise das Erklärungsmodell der Behandlung: „Durch das ‚unblinding' ist offenbar auch das prototypische Narrativ implodiert, welches die Wirkungen der angeblichen ‚Gentherapie' trägt. Es könnte in etwa lauten: Die Krankheit Parkinson wird verursacht durch geschädigtes und defektes Erbgut in den Zellen. Indem der Arzt solche Zellen entnimmt, die ‚kaputten' Gene durch gesunde DNA- und RNA-Ketten ersetzt, erfährt der Körper eine Art ‚Frischzellentherapie' und kann gesunden."[71]

Das Beispiel zeigt, dass es wichtig ist, den Selbstheilungskräften des eigenen Körpers zu vertrauen und Heilung für möglich zu halten. Positive Effekte in einer Kontrollgruppe sollten nicht als bloße Pla-

---

70 Ko, Ji Hyun et al. "Network modulation following sham surgery in Parkinson's disease." *The Journal of clinical investigation* vol. 124,8 (2014): 3656-66. doi:10.1172/JCI75073 Online: https://www.jci.org/articles/view/75073.

71 Andree Martin. *Heilende Zeichen, toxische Texte, ansteckende Informationen.* Wilhelm Fink 2018. S. 26.

cebo-Wirkungen abgetan werden, denn sie zeigen, wie wirksam eine positive Erwartungshaltung sein kann.

Placebo by Proxy oder das soziale Placebo

Heile, heile Gänsje
Es is bald widder gut,
Es Kätzje hat e Schwänzje
Es is bald widder gut,
Heile heile Mausespeck
In hunnerd Jahr is alles weg.

Martin Mundo (1882-1942) und Robert Wasserburg (1877-1953)

Ein Vater beginnt seinem Kind ein Lied vorzusingen, während er es in den Arm nimmt. Er möchte ihm damit Trost spenden, denn das Kind ist gerade hingefallen und hat Schmerzen. Der Vater wird zum *Trost-Placebo*, indem er die Aufmerksamkeit des Kindes vom Schmerz ablenkt und ihm Sicherheit gibt. Der Körperkontakt und das leichte Schaukeln des Kindes in den Armen des Vaters wirken Wunder. Nicht umsonst haben wir die Redewendung „Geteiltes Leid ist halbes Leid". Der Vater könnte auch entsetzt zu seinem Kind rennen, ein schmerzverzerrtes Gesicht aufsetzen und dem Kind damit verdeutlichen, dass gerade etwas ganz Schlimmes passiert ist. Er würde dann zum *Nocebo-Vater* mutieren, womit er den Schmerz und das Drama darum verstärkt.

Mit dem Fortschreiten der Placebo-Forschung wurden die wirkungsvollen Elemente der Kontextfaktoren weiter und im Detail erschlossen. Ein Beispiel dieser Weiterentwicklung ist das Konzept „Placebo-by-proxy" (Placebo in Stellvertretung oder vermittelter Placebo-Effekt), welches die soziale Dimension medizinischer Behandlungen betrifft und die Bedeutung zwischenmenschlicher Interaktion dabei thematisiert.

In diesem Zusammenhang beschreibt das Konzept Placebo-by-proxy zunächst den positiven Effekt einer Placebo-Behandlung auf Personen in der näheren Umgebung des Patienten (Angehörige, das medizinische Personal etc.). Sie fühlen sich allein durch den Umstand besser, dass der Patient behandelt und versorgt wird. Das Konzept wurde ursprünglich 2011 von dem bekannten Placebo-Forscher der Harvard Medical School Ted Kaptchuk und seinem Kollegen David Grelotti, ein Experte im Bereich der Kinder- und Erwachsenen-Psychiatrie, eingeführt.[72] Sie stützten ihre Aussage auf den Anthropologen und Ethnologen Claude Lévi-Strauss (1908-2009), der beschreibt, dass allein das Ritual einer Behandlung der sozialen Gruppe Sicherheit vermittelt. Ein Beispiel der Autoren ist die zu häufige Verschreibung von Antibiotika. Kinderärzte verschreiben Kindern ein Antibiotikum, obwohl die Symptome auf einen Virusinfekt hindeuten. Die Eltern denken aber, dass das Kind zur Genesung ein Antibiotikum braucht. So stellt der Arzt die Eltern mit einem Pseudo-Placebo[73] zufrieden und gibt ihnen dadurch Sicherheit. Die Sicherheit und Zufriedenheit der Eltern, dass sie nun etwas gegen die Krankheit des Kindes tun können, beeinflusst auch das Kind. Wenn sich dann durch den natürlichen Krankheitsverlauf die Symptome verbessern, wird die Behandlung auch als positiv angesehen, obwohl es eine Pseudo-Placebo-Behandlung war. Dieser soziale Einfluss auf die Verschreibung von Medikamenten ist nicht unüblich.[74]

Die Neuropsychiaterin Efrat Czerniak, der Placebo-Forscher Paul Enck und weitere Wissenschaftler greifen das Thema in ihrer Übersichtsarbeit auf und schlagen eine Erweiterung der Definition des By-proxy-Phänomens vor.[75] Es werden nicht nur Personen in der nä-

72 Grelotti, David J, and Kaptchuk, Ted, J. "Placebo by proxy." *BMJ (Clinical research ed.)* vol. 343 d4345. 11 Aug. 2011, doi:10.1136/bmj.d4345.

73 Medikamente, die keine Wirkung auf eine bestimmte Krankheit haben. Das Antibiotikum wird in diesem speziellen Fall zu einem Pseudo-Placebo.

74 Bauchner, H et al. "Parents, physicians, and antibiotic use." *Pediatrics* vol. 103,2 (1999): 395-401. doi:10.1542/peds.103.2.395

75 Czerniak, Efrat et al. ""Placebo by Proxy" and "Nocebo by Proxy" in Children: A Review of Parents' Role in Treatment Outcomes." *Frontiers in psychiatry* vol. 11 169. 11 Mar. 2020, doi:10.3389/fpsyt.2020.00169.

heren Umgebung des Patienten durch eine Behandlung positiv gestimmt, sondern nahestehende Personen können umgekehrt auch das Behandlungsergebnis des Patienten sowohl positiv als auch negativ (Nocebo-by-proxy) beeinflussen. Damit wird also die Veränderung des Behandlungsergebnisses beschrieben, die durch jenen Effekt entsteht, den der Interaktionspartner auf den Patienten hat.

Dies macht uns wieder darauf aufmerksam, dass wir nicht abgekapselt von unserer Umwelt existieren und nur allein die Chemie des Medikaments eine Wirkung entfaltet. Das medizinische Personal und die Begleitung des Behandlungsprozesses durch Angehörige können ebenfalls eine Wirkung auf uns haben. Das heißt, wir lassen uns vice versa von den Einstellungen, Erwartungen und letztendlich vom Verhalten unserer Mitmenschen und den gewohnten Abläufen in unserer Gesellschaft beeinflussen. So gilt es, solche potenziell wirkungsvollen Einflüsse wahrzunehmen.

Können Sie eventuell das, was wir gerade beschrieben haben, selbst durch eigene Erfahrungen nachvollziehen? Zum besseren Verständnis geben wir Ihnen nachfolgend noch einige Beispiele.

Die Psychologin Rocío de la Vega forscht im Bereich der Rehabilitationsmedizin. Sie und weitere Wissenschaftler thematisieren, welchen Einfluss Erwartung, Stigmatisierung und Wertschätzung von Begleitpersonen auf die Erfahrung und Behandlung der Patienten mit chronischen Schmerzen haben.[76] Begleitpersonen können beispielsweise das medizinische Personal oder auch Familienmitglieder sein. Sie bringen selber bestimmte Erfahrungen und gegebenenfalls medizinisches Wissen über chronische Schmerzen mit. Das daraus resultierende Verständnis oder Unverständnis beeinflusst ihren Umgang mit dem Patienten, der chronische Schmerzen hat. Beispielsweise nahmen 103 Paare an einem Selbstfürsorge-Programm für

76 De la Vega R., Fisher E., Palermo T. (2018), Toward Change: Targeting Individual and Interpersonal Processes in Therapeutic Interventions for Chronic Pain. In: Social and Interpersonal Dynamics in Pain We Don't Suffer Alone. Springer Verlag.

Osteoarthritis teil.[77] In einer Gruppe wurden nur die betroffenen Personen geschult, in der anderen Gruppe wurden die Partner involviert. Beide Gruppen erhielten Wissen über Krankheitsentstehung, Behandlungsmethoden sowie Selbstfürsorgestrategien. Die Paare bekamen zusätzliche Strategien zur besseren Interaktion im Umgang mit Schmerzen vermittelt. Beim Vergleich der Gruppen während der Nachbehandlung konnte in der Paar-Gruppe ein stärkerer Rückgang an „Bestrafungen" (Wut und Irritation) seitens des Partners im Umgang mit dem Patienten festgestellt werden. Außerdem fühlten sich die Patienten mehr durch ihren Partner unterstützt.

Kinder und Placebo-by-proxy

Als weiteres Beispiel greifen wir eine Studie über die Bewertung des Verhaltens von Kindern mit Aufmerksamkeits-Defizit-Hyperaktivitäts-Störung (ADHS) auf.[78] Nach dieser Studie werden die Einschätzungen der Eltern und sogar der Lehrer von der Information beeinflusst, dass das Kind ein Medikament gegen ADHS erhält. Mit dem Wissen über eine vermeintlich wirksame Medikation wurde laut der Studie auch das Verhalten des Kindes positiver bewertet. Das heißt, die Erwachsenen neigten dazu, die positiven Veränderungen mit dem Medikament in Verbindung zu bringen, obwohl die Kinder nur ein Placebo erhalten hatten.

Ein wichtiger Schwerpunkt der Erforschung des Placebo-by-proxy-Phänomens liegt bei der Behandlung von Kindern auf ihren Bezugspersonen, denn diese entscheiden direkt über die Behandlung der Kinder. Kinder sind aber auch außerhalb der medizinischen Ver-

77 Martire, Lynn M et al. "Couple-Oriented Education and Support Intervention for Osteoarthritis: Effects on Spouses' Support and Responses to Patient Pain." *Families, systems & health: the journal of collaborative family healthcare* vol. 26,2 (2008): 185-195. doi:10.1037/1091-7527.26.2.185.

78 Waschbusch, Daniel A et al. "Are there placebo effects in the medication treatment of children with attention-deficit hyperactivity disorder?" *Journal of developmental and behavioral pediatrics: JDBP* vol. 30,2 (2009): 158-68. doi:10.1097/DBP.0b013e31819f1c15.

sorgung abhängig von den Reaktionen und Wahrnehmungen ihrer Bezugspersonen, was das Beispiel der „Zucker-Mütter" verdeutlicht.

Allgemein wird der Zuckerkonsum mit einer erhöhten Aktivität von Kindern verbunden. Getestet wurde diesbezüglich die Auswirkung der Erwartungshaltung von Müttern in Bezug auf Zucker.[79] Dafür bekam eine Gruppe von Müttern (Versuchsgruppe) die Information, dass ihre Söhne eine große Menge an Zucker erhalten hätten. Die anderen Mütter (Kontrollgruppe) erhielten die Information, dass ihre Söhne Aspartam (Placebos) zu sich genommen hätten. Tatsächlich hatten alle Kinder nur Aspartam erhalten. Dennoch schätzten die „Zucker-Mütter" der Versuchsgruppe ihre Söhne im Vergleich der Kontrollgruppe häufiger als hyperaktiv ein. Sie versuchten, ihre Söhne außerdem mehr zu kontrollieren und zu mäßigen, indem sie ihre Handlungen verstärkt kommentierten und sich mehr in ihrer Nähe aufhielten. Dadurch bedingt, wurden die Jungen weniger aktiv als diejenigen der Kontrollgruppe. Ob dies für die Söhne mehr Stress verursacht hat oder körperliche Auswirkungen hatte, war nicht Teil der Forschungsfrage. Hier ging es allein um das Verhalten.

Die Forscher schlussfolgerten, dass die Wahrnehmung von Verhaltensveränderungen durch Zucker teilweise aufgrund der Voreingenommenheit der Mütter zustande kommt. Sie erwarteten eine Verhaltensveränderung, wodurch sich ihr Verhalten gegenüber ihren Söhnen veränderte.

Placebo-Effekte durch Beobachtung anderer erlernen?

Eine spannende Theorie zum Placebo-by-proxy-Phänomen ist mit dem impliziten sozialen Lernen verbunden, das Efrat Czerniak und

79 Hoover, D. W., und Milich R., „Effects of sugar ingestion expectancies on mother-child interactions." *Journal of abnormal child psychology* vol. 22,4 (1994): 501-15. doi:10.1007/BF02168088.

Kollegen aufgreifen.[80] Placebo-Effekte können demnach in einer sozialen Gruppe erlernt werden. Wenn also eine Person eine potenziell wirksame Behandlung einer anderen Person beobachtet, zeigt sie einen ähnlichen Placebo-Effekt, wenn sie selber eine ähnliche Placebo-Behandlung erfährt. Dieses implizite soziale Erlernen von Placebo-Effekten könnte laut der Autoren auch durch das Beobachten von Behandlungen anderer Personen im alltäglichen Leben entstehen – beispielsweise durch die Beobachtung des Verhaltens von Familienmitgliedern. Es erinnert an den bereits beschriebenen Behandlungserfolg von Mesmers Gruppenmagnetisierungen, die die damalige Untersuchungskommission durch Imitation in der Gruppe begründete (Kapitel 3).

Beispiele für das soziale Lernen in Bezug auf medizinische Behandlungsformen gibt es auch im Kontext von interkulturellen Vergleichen. Das Dino Stagno Krankenhaus der Kommune Traiguén in der chilenischen Region Araucanía hat aufgrund der hohen Bevölkerungsanzahl der Mapuche eine Poliklinik zur interkulturellen Versorgung eingerichtet.[81] Vermittelnde Instanzen vereinfachen den Dialog zwischen der indigenen Bevölkerung der Mapuche und den dortigen Gesundheitsversorgern. Außerdem bietet das Krankenhaus eine Versorgung durch die traditionelle Medizin der Mapuche an. In so einem interkulturellen Kontext kommt es dann schon einmal vor, dass die Gabe von „kleinen bunten Pillen" – also Tabletten, die für uns zur Behandlung von Krankheiten völlig normal sind – auf den ersten Blick nun nicht als hilfreich eingestuft werden. Hier werden verschiedene sozio-kulturelle Prägungen deutlich, die durch das implizite soziale Lernen auch das beeinflussen, was wir als potenziell wirkungsvoll erachten. So schließt sich der Kreis, denn ansonsten müssten wir die Wirkung des vermeintlich Wirkungslosen wohl kaum thematisieren.

80 Czerniak, Efrat et al. "Placebo by Proxy" and "Nocebo by Proxy" in Children: A Review of Parents' Role in Treatment Outcomes." *Frontiers in psychiatry* vol. 11 169. 11 Mar. 2020, doi:10.3389/fpsyt.2020.00169.

81 Thomas, Eduardo, Indigenous Intercultural Health in Chile. (2020) Online: https://www.worldhistory.org/article/1542/indigenous-intercultural-health-in-chile/

Placebo-Effekte bei Tieren

Karen Muñana, Professorin für veterinärmedizinische Neurologie an der Universität in Nordkalifornien, veröffentliche 2010 mit ihren Kollegen eine Meta-Analyse zu placebo-kontrollierten Studien.[82] Die Meta-Analyse fasste die Ergebnisse mehrerer Studien zusammen, in denen es um die Behandlung von Hunden ging, die an Epilepsie litten. Um eine Symptomverbesserung durch die Behandlungen zu prüfen, wurde die Anzahl der Epilepsie-Anfälle pro Woche gemessen. Die Häufigkeit der Anfälle überwachten die Hundebesitzer oder Bezugspersonen selbst. In einer Studie verbesserte sich die Anzahl der Epilepsie-Anfälle bei 22 der 28 Hunde (79%), die ein Placebo erhalten hatten. In den anderen Studien lag die Rate der Placebo-Gruppen bei 26%, 29% und 46%. Alle Studien waren kontrolliert und verblindet. Das heißt, die Bezugspersonen und das veterinärmedizinische Personal wurden nicht darüber in Kenntnis gesetzt, welcher Hund welche Behandlung erhielt.

Der Hinweis auf einen möglichen Placebo-Effekt ist eigentlich eine klassische Erklärung, wenn sich der Zustand des Tieres durch Homöopathie oder andere komplementärmedizinische Maßnahmen verbessert. Das Gegenargument lautet dementsprechend, dass man dem Tier ja nichts vormachen könne und es deshalb eine spezifische Wirkung geben müsse. Gute Heilungsresultate überzeugen die Bezugsperson eben. Doch wie ist das nun mit dem Placebo-Effekt bei Tieren?

Beziehen wir uns auf die Ergebnisse der oben genannten placebo-kontrollierten Studien, dann bestätigen diese das Auftreten von Placebo-Effekten bei einer medizinischen Behandlung von Hunden. Eine wichtige Erklärung von Placebo-Effekten generell bei Tieren

82 Die Beschreibung der Meta-Analyse ist etwas unübersichtlich. Trotzdem sind die Ergebnisse der integrierten Studien in Bezug auf das Thema Placebo interessant: Muñana, K R et al. "Placebo effect in canine epilepsy trials." *Journal of veterinary internal medicine* vol. 24,1 (2010): 166-70.

ist die Konditionierung, die auch assoziatives Lernen genannt wird. Dieser Lernvorgang wurde durch die bekannten Experimente mit den „Pawlowschen Hunden“ entdeckt und wird bis heute als gängiges Modell für die Erklärung von Placebo-Effekten bei Tieren herangezogen. In zahlreichen Experimenten mit Tieren wurde dieser Lerneffekt des Körpers bereits bestätigt. Das heißt, dass das Tier durch Erfahrungen lernt und auch der Körper des Tieres mitlernt. Dieser wird durch Erfahrungen geprägt und bildet neuronale Netzwerke im Gehirn aus, die mit verschiedenen Subsystemen des Körpers interagieren.

Das berühmte 'Ader und Cohen Experiment‘ im Jahr 1975 ist das erste Experiment zur Konditionierung des Immunsystems bei Tieren und soll im Folgenden als Beispiel und zur Veranschaulichung dienen.[83] Eigentlich sollte in diesem Experiment bei Ratten eine Geschmacksaversion konditioniert werden. Man gab den Ratten eine Sacharinlösung in Verbindung mit Cyclophosphamid (ein Medikament zur Unterdrückung des Immunsystems). Der nicht erwartete Nebeneffekt war, dass danach die alleinige Verabreichung der Sacharinlösung zu einer Immunsuppression führte. Der einst neutrale Reiz (Sacharinlösung) bewirkte eine messbare Reaktion des Immunsystems.

Das Experiment kann den Placebo-Effekt in den oben erwähnten Studien teilweise erklären. Dies ist zum einen der Fall, weil in einer der Studien den Hunden zusätzlich zur gewohnten täglichen Einnahme eines Medikaments ein weiteres Medikament oder eben ein Placebo verabreicht wurde. Der Körper des Hundes könnte nun allein auf das zusätzliche „Ritual der Verabreichung“ des Placebos mit einer weiteren Verbesserung der Symptome reagieren, da der Körper dieses Ritual mit der Verabreichung des Medikaments assoziiert. So können einst neutrale Reize mit der Wirkung des Medikaments gekoppelt sein. Tiere werden auch durch Kontextfaktoren geprägt, die

83 Ader, R, and Cohen, N. "Behaviorally conditioned immunosuppression." *Psychosomatic medicine* vol. 37,4 (1975): 333-40. doi:10.1097/00006842-197507000-00007.

beispielsweise die Gabe eines Medikaments umfassen. Eventuell haben weitere positive Vorerfahrungen dazu beigetragen, dass sich eine Verbesserung einstellen konnte.

Die Erwartung als weitere Möglichkeit der Erklärung von Placebo-Effekten kann nicht unbedingt vom Lernen abgetrennt werden, weil sie mitunter durch Vorerfahrungen entsteht. Wie bereits beschrieben, kann Erwartung als gedankliche Vorwegnahme eines zukünftigen Ereignisses definiert werden. Ob Tiere eine positive Erwartung in Bezug auf eine medizinische Behandlung entwickeln können, die einen Placebo-Effekt erzeugt, ist nicht abschließend geklärt.

Dass Tiere eine Erwartungshaltung haben, würden so manche Bezugspersonen durch das Verhalten ihres Tieres bejahen. Beispielsweise deutet das fordernde Miauen einer Katze darauf hin, dass sie – zugespitzt formuliert – doch nun endlich und ohne Zeitverzögerung das Fressen bereitgestellt bekommen möchte. Eine Katze kann diesbezüglich ein sehr drastisches Verhalten an den Tag legen. Sie hat gelernt, wie sie mit ihrer Bezugsperson umgehen muss und welches Verhalten auch das gewünschte Resultat bringt. Sie hat also bestimmte Erfahrungen gemacht. Erwartet sie nun, dadurch Futter zu bekommen?

Wenn manche Hunde ab einem bestimmten Punkt mitbekommen, dass es zum Tierarzt geht, können sie darauf sehr theatralisch reagieren. Es reicht oftmals schon die bestimmte Route zum Tierarzt aus, die der Hund sofort zu deuten weiß. Der Hund hat womöglich durch frühere Erfahrungen gelernt, dass so ein Tierarztbesuch unangenehm sein kann. Wenn der Hund merkt, dass es zum Tierarzt geht, löst allein die Vorerfahrung ein negatives Gefühl aus. Oder lässt sie ihn eine negative Erfahrung erwarten?

Der Veterinärmediziner Franklin McMillan[84] hat zum Thema Tiere und Placebo-Effekt die wohl ausführlichste Arbeit geschrieben. Er

84 McMillan, F D. "The placebo effect in animals." *Journal of the American Veterinary Medical Association* vol. 215,7 (1999): 992-9.

geht darauf ein, dass Menschen auch ohne eigene Erfahrungen eine Erwartung entwickeln können. Davon wird bei Tieren nicht ausgegangen. Nach McMillan gibt es noch keine direkten Belege, dass Erwartungen bei Tieren einen Placebo-Effekt erzeugen können. In seinen Ausführungen zur Erwartung bezieht er sich außerdem auf eine Arbeit von Collin Allen, Professor für Philosophie, und Marc Bekoff, Professor für organismische Biologie. Beide haben sich mit dem Thema auseinandergesetzt, ob Tiere generell Erwartungen haben können. Sie stellen einen Korpus an Forschungen bereit, der untermauert, dass Tiere entsprechende kognitive Fähigkeiten besitzen, aufgrund von Erwartungen zu handeln. Dementsprechend besteht die Möglichkeit, dass der Körper auf diese Erwartung reagiert. Doch zur genaueren Klärung bedarf es noch weiterer Forschung. So benötigen Menschen dafür auch ein besseres Verständnis vom Innenleben eines Tieres.

Ein faszinierendes Beispiel, das uns einen Einblick in das Innenleben eines Hundes gibt, bietet die Sprachtherapeutin Christina Hunger mit ihrer Hündin Stella. In ihrem Buch „How Stella Learned to Talk: The Groundbreaking Story of the World‘s First Talking Dog“ beschreibt sie, wie ihre Hündin durch sogenannte „Talking Buttons“ lernte, mit ihr zu kommunizieren.[85] Hunger verwendet für ihre Arbeit mit Kindern, die eine Sprachstörung haben, therapeutische Kommunikationsgeräte. Davon inspiriert, begann sie kleine elektronische Geräte zu nutzen, die mit einem Schaltknopf versehen sind und mit einem Wort bespielt werden können. Liegen diese Talking Buttons auf dem Boden, können Hunde und mittlerweile auch Katzen mit der Pfote darauf drücken. Dann ertönt das gewünschte Wort. So gibt es ganze Matten voller Talking Buttons mit verschiedenen Wörtern. Hunger beschreibt ihren Hund als eigenständig denkendes Wesen. Durch diese Art der Kommunikation wollte sie ihrem Hund die Möglichkeit geben, sich ausdrücken zu können. Stella benutzt mittlerweile nicht nur einzelne Wörter. Sie bildet verschiedene komplexe Wortkombina-

85 Hunger, Christina: How Stella Learned to Talk: The Groundbreaking Story of the World's First Talking Dog. Harper Collins 2021.

tionen, die ihre Gedanken und Gefühle in Bezug zu bestimmten Situationen offenbaren und auch auf Erwartungen hinweisen. Ein weiterer berühmter Hund, der gelernt hat, via Talking Buttons zu kommunizieren, trägt den Namen Bunny. Sie teilt sich mit, stellt Fragen und führt sehr komplexe Gespräche mit ihrer Bezugsperson – auch in Bezug auf ihr Wohlbefinden. Auf den sozialen Plattformen gibt es mittlerweile unzählige Beispiele von Tieren, die mit ihren Bezugspersonen kommunizieren. Diese Beispiele geben uns einen besseren Zugang zum Innenleben – den Emotionen, Gefühlen und Gedanken – der Tiere. Es wäre eine Möglichkeit, auch das Thema der Placebo-Effekte bei Tieren weiter zu erforschen.

Placebo-by-prexy und das Wohlbefinden unserer Tiere

Unsere Beziehung zu einem Tier kann auch dessen Gesundheit beeinflussen. Der Aspekt der Fürsorge während einer Krankheit ist nicht nur beim Menschen relevant. McMillan berichtet, dass der Augenkontakt und vor allem die Berührung einen Effekt auf die Gesundheit von Tieren haben. Bei Hunden und Pferden konnte belegt werden, dass das Streicheln den Blutdruck senkt. Bei Kühen ging das tägliche Streicheln mit einer erhöhten Milchproduktion einher. Kaninchen blieben durch die tägliche Dosis an Körperkontakt und Streicheleinheiten körperlich gesünder.

Die medizinische Behandlung von Tieren ist wie bei einem Menschen mit sozialer Interaktion verbunden. Diesbezüglich und allgemein lernen Tiere unser Verhalten zu lesen. Hinweise darauf geben ihnen beispielsweise unsere erhöhte oder tiefere Stimmlage, unsere Mimik und Gestik, wenn wir uns in einer bestimmten Gefühlslage befinden oder etwas vorhaben. Tiere verknüpfen auch Worte mit einem bestimmten Verhalten. So ist es unsere Sorge, die sich in einer erhöhten Fürsorge und Aufmerksamkeit zum Tier ausdrücken kann. Unser Verhalten, welches das Tier kennt und aus Erfahrung auch deutet, verändert sich. Das Tier registriert dies bewusst oder unbewusst.

Das Konzept von Placebo-by-Proxy (vermittelter Placebo-Effekt), welches wir bereits vorgestellt haben, kann daher ebenfalls zur Erklärung von Placebo-Effekten bei Tieren herangezogen werden. Hier geht es um die positive Erwartung und Hoffnung, die allein die Behandlung des Tieres in der Bezugsperson auslöst und zu einer veränderten Einstellung führt. Die daraus entstehende Zufriedenheit und Sicherheit durch das positive Gefühl der Kontrolle, dass etwas gegen die Krankheit getan wird, sorgt für Erleichterung und ein verändertes Verhalten. Darauf reagieren die Tiere mit einer Entspannung, was zur Verbesserung der Symptome führen kann. Die Teilnahme an den anfangs genannten Studien könnte nun die positive Erwartung der Bezugsperson noch weiter steigern. Auch der Tierarzt kann den Behandlungserfolg positiv beeinflussen, indem er die Erwartungshaltung und die Motivation der Bezugsperson stärkt.

Grundsätzlich steht ein Tier in einem besonderen Abhängigkeitsverhältnis zu seiner Bezugsperson und ist auf sie angewiesen. Es entsteht eine ähnliche Dynamik wie bei Kindern, da die Bezugsperson beispielsweise eine vermittelnde Rolle bei einer Behandlung einnimmt, die Medikamenteneinnahme bestimmt und über die Art der Behandlung entscheidet. Das Verhalten des Menschen aufgrund der Krankheit des Tieres kann sich verändern und zur Beseitigung der krankmachenden Umstände führen. Tiere sind abhängig vom Lebensstil des Menschen, was letztendlich auch zu den Kontextfaktoren der Behandlung gezählt werden kann.

Placebo-Effekte bei Tieren können zum einen durch direkte Konditionierung und Vorerfahrungen entstehen, die bestimmte innere Vorgänge triggern. Zum anderen sind sie durch die Erwartung und Verhaltensveränderung der Bezugspersonen erklärbar. Die Fürsorge und Interaktion spielt bei der Symptomverbesserung von Tieren eine große Rolle. Berührung wirkt beruhigend und begünstigt Heilung und Gesundheit. Auch der Lebensstil einer Bezugsperson ist wichtig. Ob nun bei der Verabreichung von homöopathischen Mitteln nur der Placebo-Effekt bei Tieren wirkt, kann hier nicht beantwortet werden. Hier wird für das Tier ähnlich wie beim Menschen der Gesamteffekt einer Behandlung entscheidend sein, der – wie die GERAC-Studien in Bezug zur Akupunktur zeigen – wirkungsvoller sein kann als eine konventionelle Behandlung. Sie als Bezugsperson Ihres Tieres, verkörpern das effektvollste Heilmittel, wenn es zu Placebo-Effekten kommen soll.

5
Erstaunliches rund um das Phänomen Schmerzen: Placebo-Analgesie

„Je mehr wir gegen den Schmerz ankämpfen, umso stärker leiden wir darunter. Besser ist es, ihn anzunehmen und zu gestalten".

(Der Neuropsychologe Stefan Schmidt)[86]

Im November 2015 veröffentlichte eine britische Autorengruppe[87] eine Studie zu chronischen Nackenschmerzen. Die Studie belegt, dass die sogenannte Alexander-Technik konventionellen medizinischen Therapien überlegen ist. Es handelt sich dabei um eine pädagogische Methode, die Fertigkeiten zur Selbsthilfe bei Fehlhaltung, Verspannung und Schmerzen vermittelt. Selbst ein Jahr nach dem Erlernen dieser Methode konnte noch eine klinische Relevanz nachgewiesen werden. In einer Besprechung der Studie in der medizinischen Fachpresse[88] hieß es, dass die in den Vergleich einbezogenen komplementärmedizinischen Therapien signifikant besser abgeschnitten hatten als die üblichen Hausarztbehandlungen. Gleichzeitig wurde die Frage aufgeworfen, ob sich die besseren Ergebnisse der Alexander-Technik mit einem Placebo-Effekt erklären lassen, da den behandelten Patienten eine besondere Aufmerksamkeit zuteil wurde. Die Autorengruppe hat dies allerdings zurückgewiesen und präferiert eine andere Erklärung: Komplementärmedizinische Therapien würden „die sogenannte Selbstwirksamkeit stärken. Das heißt, die Patienten übernehmen durch die Therapien mehr Verant-

86 Stefan Schmidt: Lernen, mit dem Leiden umzugehen. In: Die Zeit, 10.02.2011.

87 MacPherson, H. et al: Alexander Technique Lessons or Acupuncture Sessions for Persons With Chronic Neck Pain: A Randomized Trial. In: Ann Intern Med. 2015;163(9):653-662. Online: http://annals.org/article.aspx?articleid=2467961.

88 Brinkmann, I. (2015): Randomisierte Studie belegt „bemerkenswerte" langfristige Effekte von Akupunktur und Alexander-Technik beim chronischen Nackenschmerz. In: Medscape, 11. Nov 2015.

wortung und verstehen, dass sie selbst etwas gegen die Schmerzen tun können. Die Alexander-Technik erreicht dies durch Selbstbeobachtung und entsprechende Verhaltensänderungen der Patienten“ (Brinkmann 2015).

Placebo-Effekte und Schmerzen

Alles, was Sie im vorherigen Kapitel bereits über Placebo-Effekte erfahren haben, trifft auch auf das Phänomen Schmerzen zu. Die Placebo-Forschung hat von Beginn an einen besonderen Fokus auf das Thema Schmerzen gelegt. So gibt es auch beeindruckende Beispiele, die Placebo-Effekte zu diesem – für manche Menschen mehr oder weniger alltäglichen Phänomen – belegen. Schmerzen sind aber nicht nur etwas sehr Konkretes und Alltägliches, sondern bilden bis heute – wenn auch gut erforscht – ein Mysterium. In der Literatur zur sogenannten Placebo-Analgesie – wir kommen auf diesen Begriff gleich zurück – finden sich Hinweise darauf, dass Schmerzen keineswegs ein rein körperlicher Vorgang sind. Vielmehr erfolgen Wahrnehmung und Bewertung von Schmerzen über Prozesse im Gehirn und im Bewusstsein des Betroffenen. Faktoren, die Placebo-Effekte oder die Selbstregulation des Körpers anregen, spielen auch bei der Schmerzbewältigung eine wichtige Rolle.

Was ist nun das Besondere an Schmerzen? Sie sind ein Phänomen zwischen Natur und Kultur sowie zwischen Körper und Geist. Sie werden „mit dem Körper erfahren, mit der Seele erlitten, mit dem Geist gedeutet“ – wie es der Schweizer Arzt und Psychotherapeut Matthias Reiber vortrefflich ausgedrückt hat.[89] Die subjektive Bewertung und Deutung eines Schmerzgeschehens hängt von den Mindsets beziehungsweise den Einstellungen der betroffenen Person sowie von ihren Vorerfahrungen ab. Frühere und vor allem wiederkehrende Erfahrungen mit Schmerzen sowie Strategien der

89 Matthias Reiber: Kulturgeschichtliche Aspekte des Schmerzes. In: Schweizerische Ärztezeitung 2000; 81: Nr. 47, S. 2652.

Schmerzbewältigung werden im Gehirn gespeichert. Daraus können sogar Veränderungen im zentralen Nervensystem resultieren. Es entwickelt sich ein individuelles Schmerzgedächtnis, das wiederum für den zukünftigen Umgang mit Schmerzerlebnissen bedeutsam ist. Kommt es zur Behandlung von Schmerzen, so spielt das Setting dieser Behandlung eine wichtige Rolle, das Einfluss auf die Wahrnehmung, Bedeutungsgebung und Bewältigung von Schmerzen hat. Das Setting umfasst insbesondere die Kommunikation zwischen Patient und Arzt beziehungsweise dem jeweiligen Therapeuten. Es betrifft darüber hinaus die gesamte Gestaltung einer Behandlung und ist maßgeblich dafür, wie schmerzhaft etwas wahrgenommen wird und welche Emotionen die Schmerzen und die Schmerzbewältigung bei dem Betroffenen auslösen.

Schmerzen sind an sich keine Krankheit. Sie sind vielmehr Symptom für eine Erkrankung oder Ausdruck einer Verletzung. Schmerzen gehören wie Puls, Blutdruck, Temperatur und Atem sogar zu den Vitalzeichen eines Menschen. Sie schützen uns vor Verletzung und Überbeanspruchung, und sie lassen uns spüren, wie wir uns fühlen. Schmerzen betreffen nicht nur den Körper, sondern immer auch den Geist. Das heißt, sie sind mit Gefühlen und Wissen verbunden. Die deutsche Sprache unterscheidet daher zwischen den Qualitäten *schmerzhaft* und *schmerzlich. Schmerzhaft* ist das, was mit körperlichem Schmerz verbunden ist beziehungsweise Schmerzen verursacht. *Schmerzlich* ist etwas hingegen dann, wenn es mit psychischem und seelischem Schmerz verbunden ist oder einen solchen Schmerz verursacht.[90]

Schmerzen erhielten gleich zu Beginn der Placebo-Forschung in den 1960er Jahren besondere Aufmerksamkeit von den Wissenschaftlern.[91] Grund dafür könnte einerseits die breite Betroffenheit von

90 Siehe dazu die entsprechenden Stellen im Digitalen Wörterbuch der deutschen Sprache: https://www.dwds.de.

91 Damien Finniss: Historical Aspects of Placebo Analgesia. In: Luana Colloca, Karin Meissner, Magne Arve Flaten (Hrsg.): Placebo and Pain. From Bench to Bedside. Amsterdam 2014. S. 1-8.

Patienten sein. Andererseits bezieht sich eines der berühmtesten Experimente der Placebo-Forschung auf die Schmerzlinderung mit Hilfe eines Placebos. Der amerikanische Anästhesist Henry Beecher (1904-1976) verabreichte als Militärarzt im Zweiten Weltkrieg den verwundeten Soldaten aufgrund des Mangels an Morphium ersatzweise Injektionen mit Kochsalzlösungen. Damit entdeckte er den Placebo-Effekt.[92]

Bereits seit Ende der 1970er Jahre werden im Rahmen der Placebo-Forschung die neurobiologischen Grundlagen der Schmerzverarbeitung erforscht. Seit den 1990er Jahren beschäftigen sich der italienischen Neurowissenschaftler Fabrizio Benedetti und seine Forschungsgruppe mit dem Thema Placebo und Schmerzen. Benedetti hat die Ergebnisse seiner zahlreichen Studien in einer umfangreichen Monografie zusammengefasst, die mittlerweile in der dritten Auflage erschienen ist.[93] Ein internationaler Sammelband zum Forschungsstand erschien schließlich 2014. Dieser zeigt, dass die Wirkmechanismen von Placebo-Effekten in Bezug auf Schmerzen zu einem wichtigen Teil bekannt sind und therapeutisch bereits umgesetzt werden.[94]

Placebo-Analgesie: Die „innere Apotheke" bei Schmerzen

Angesichts des guten Forschungsstandes wundert es nicht, dass es in der Schmerzmedizin seit einigen Jahren den Begriff *Placebo-Analgesie* gibt. Gemeint ist damit die Schmerzlinderung bis hin zur Schmerzlosigkeit im Kontext der Gabe von Placebos und Scheinbehandlungen. Die Psychotherapeutin und Schmerzforscherin

---

92 Henry K. Beecher: The Powerful Placebo. In: JAMA. 1955;159(17):1602-1606. Online: doi:10.1001/jama.1955.02960340022006.

93 Fabrizio Benedetti: Placebo Effects: Understanding the Mechanisms in Health and Disease. Third Edition. Oxford 2021.

94 Luana Colloca, Karin Meissner, Magne Arve Flaten (Hrsg.): Placebo and Pain From Bench to Bedside. Amsterdam 2014.

Regine Klinger beschreibt die Placebo-Analgesie auf der Webseite der Deutschen Schmerzgesellschaft[95] als „eine einmalige Einrichtung der Natur: die im Menschen angelegte Fähigkeit, selber etwas gegen Schmerzen zu tun. Diese „körpereigene Schmerzhemmung" beziehungsweise unsere „innere Apotheke" spielt bei der Schmerzbewältigung immer eine Rolle – auch wenn wir Medikamente zur Schmerzlinderung nehmen." Regine Klinger zeigt, dass sich die Wirksamkeit eines Schmerzmedikaments grundsätzlich aus zwei Komponenten zusammensetzt: „Einerseits werden Beschwerden durch den pharmakologischen Wirkstoff im Medikament gelindert; der zweite Teil der Schmerzlinderung entsteht aus der Erwartungshaltung des Patienten." Er wird als Placebo-Effekt bezeichnet und kann die Wirksamkeit eines Medikaments um bis zu 30% erhöhen – allein aus dem Glauben des Patienten an die Wirksamkeit der Behandlung."

Von einer Placebo-Analgesie wird laut Regine Klinger dann gesprochen, wenn die Schmerzlinderung in der Placebo-Gruppe „bedeutsam höher" ist als in der gar nicht behandelten Gruppe. Zudem spricht man von einer Placebo-Analgesie, wenn durch das Scheinmedikament die Schmerzintensität um mehr als die Hälfte des Ausgangswertes reduziert wird.[96] Der Begriff Placebo-Analgesie hat in gleicher Weise wie der Begriff Placebo einen Gegenspieler: Die sogenannte Hyperalgesie[97] kann auf einen Nocebo-Reiz zurückgeführt werden. Nocebo ist der „böse Bruder" des Placebos. Ihm widmen wir ein eigenes Kapitel.

Die Placebo-Analgesie wurde bereits 2009 in eine medizinische Leitlinie zur Behandlung akuter und perioperativer[98] Schmerzen

95 Regine Klinger: Schmerz und Placebo. Online: https://www.schmerzgesellschaft.de/patienteninformationen/besonderheiten-bei-schmerz/schmerz-und-placebo.
96 Rudolf Likar, Günther Bernatzky: Wirkung ohne Wirkstoff – der Placebo-Effekt. In: Günther Bernatzky | Rudolf Likar | Franz Wendtner (Hrsg.): Nichtmedikamentöse Schmerztherapie. Komplementäre Methoden in der Praxis. Wien 2007. S. 23-30.
97 Schmerzverstärkung beziehungsweise das gesteigerte Schmerzempfinden.
98 Die Zeit vor, während und nach einer Operation.

aufgenommen.[99] In dieser Leitlinie wird „explizit empfohlen, das Potenzial des Placebo-Effekts zu nutzen und Nocebo-Effekte zu vermeiden“.[100] Die Placebo-Analgesie hat damit eine offizielle Anerkennung erhalten. Ein weiterer Ausdruck für die Bedeutung der Placebo-Analgesie in der Medizin ist der von der Deutschen Forschungsgemeinschaft geförderte Forschungsverbund „Treatment Expectation“ (Behandlungserwartung), den wir bereits im vorherigen Kapitel vorgestellt haben.[101]

Die Placebo-Analgesie als Teil einer Schmerzbehandlung ist nicht zu verwechseln mit der Verblindung in placebo-kontrollierten Studien. Das heißt, sie beruht nicht auf einer Täuschung der Patienten. Regine Klinger empfiehlt ausdrücklich die sogenannte *Open Medication*, das heißt, die offene Gabe der Medikamente: Der Arzt (oder auch eine andere Person, die für den Patienten wichtig ist) erklärt dem Patienten die Wirkweise. Die Person stellt somit ein Narrativ bereit, wodurch sich der Patient den Wirkvorgang (möglichst bildhaft) vorstellen kann und das Medikament „bewusst“ sowie „mit einer positiven Erwartungshaltung“ einnimmt. Dadurch erzeugt er von sich aus zusätzlich zu der spezifischen Wirkung des Arzneimittels einen Placebo-Effekt, der in gleicher Weise real ist wie der Effekt des spezifischen Wirkstoffs. Schmerzmediziner wie Ulrike Bingel sprechen in diesem Zusammenhang von der „Macht der Erwartung“ und einem „Placebo 2.0“.[102]

Eines der praktischen Ziele der Placebo-Analgesie sieht der Schweizer Neuropsychologe Peter Krummenacher nicht nur in der Maximierung des Placebo-Effekts, sondern auch in der Minimierung von Nocebo-Effekten. Die „Wirksamkeit und Verträglichkeit von phar-

99 Online abrufbar unter: https://www.dgni.de/images/stories/Leitlinien/behandlung_akuter_perioperativer_und_posttraumatischer_schmerzen.pdf

100 Andrea S. Klahre: Placeboanalgesie gezielt nutzen, um die Schmerztherapie zu optimieren. In: Medscape, 28.11.2013. Online: https://deutsch.medscape.com/artikel/4901690.

101 Online: https://treatment-expectation.de.

102 Ulrike Bingel, M. Schedlowski, H. Kessler: Placebo 2.0 – Die Macht der Erwartung. Zürich 2019.

makologischen Substanzen (soll) ohne Täuschung gesteigert, unerwünschte Nebenwirkungen reduziert, die Compliance erhöht und Kosten gespart werden".[103]

Schmerzen: Ein Phänomen des Bewusstseins

Anlässlich der Eröffnung einer Schmerzklinik 2017 in Berlin zitierte die Journalistin Utta Raifer in einem Artikel in der Berliner Morgenpost[104] einen Berliner Arzt: „Der schöne Traum, dass der Schmerz von uns genommen, ist zur Wirklichkeit geworden. Der Schmerz, dies höchste Bewusstsein unserer irdischen Existenz, diese deutlichste Empfindung der Unvollkommenheit unseres Körpers, hat sich beugen müssen vor der Macht des menschlichen Geistes, (…)."

Sie ahnen es vielleicht schon an der Sprache: Bei dem zitierten Berliner Arzt handelt es sich nicht um eine zeitgenössische Person. Es ist der Chirurg Johann Friedrich Dieffenbach (1792-1847), der in die Medizingeschichte eingegangen ist. Anders als sein im vorherigen Kapitel bereits erwähnter schottischer Kollege, der Augenchirurg und Begründer des Hypnotismus James Braid (1795-1860), meint Dieffenbach mit der „Macht des menschlichen Geistes" keinen bestimmten Zustand des menschlichen Bewusstseins. Er möchte vielmehr ausdrücken, dass sich der Schmerz der Macht des „Aetherdunstes" beugen musste, den er als geniales Produkt des menschlichen Geistes sieht.

Dieffenbach war ein Pionier der Äthernarkose in Deutschland, die der US-Amerikanische Zahnarzt William Thomas Green Morton (1819-1868) im Jahr 1846 entdeckt hatte. Das Zitat stammt aus der

103 Peter Krummenacher: Placeboanalgesie und Nocebohyperalgesie – Mechanismen und klinische Nutzung. 2017. Online veröffentlicht: https://doi.org/10.1024/0040-5930/a000909.

104 Utta Raifer: Schmerz lass nach! In: Berliner Morgenpost, 06.05.2017. Online: https://www.morgenpost.de/familie/article210460239/Schmerz-lass-nach.html.

1847 von Dieffenbach publizierten Schrift „Der Aether gegen den Schmerz“,[105] die den damaligen Optimismus hinsichtlich Schmerzen reflektiert. Er konnte noch nicht wissen, dass auch die „Macht des Aetherdampfes“ begrenzt ist und mit dem chronischen Schmerz ganz neue Probleme entstehen würden.

Gerade der chronische Schmerz zeigt, dass es hier nicht nur um ein körperliches Phänomen und etwas Objektives geht. Schmerzen sind nicht messbar und stellen etwas zutiefst Subjektives dar. Sie sind immer auch ein Phänomen des Bewusstseins. Für die Reaktion auf einen Schmerzreiz sind Einschätzung, Sinngebung sowie Ursachenzuschreibung und Bewältigungsversuche von Bedeutung. Der jeweilige Kontext sowie auch sozio-kulturelle Faktoren sind entscheidend dafür, ob etwas überhaupt als Leid wahrgenommen wird. Es kann Situationen geben, in denen ein eigentlich schmerzhafter Reiz (eine Verletzung) mehr oder weniger billigend in Kauf genommen wird. Der Reiz beziehungsweise die Verletzung kann mit Sinn verbunden werden: Bei ärztlichen Behandlungen (zum Beispiel aus ästhetischen Gründen), im Sport (insbesondere in Wettkämpfen), bei Initiationen und anderen Ritualen.

Der Psychologe Horst Figge[106] hat zur besseren Klärung des Begriffes Schmerz vorgeschlagen, zwei Begriffe voneinander zu unterscheiden. Einerseits den Begriff Schmerz und andererseits etwas, das er *Nozizeption* nennt. Nozizeption (lateinisch: *nocere* – schaden) meint die Rezeption beziehungsweise Wahrnehmung von sogenannten Noxen (lateinisch: *noxa* – Schaden)[107]. Gemeint sind damit drohende oder bereits erfolgte Gewebeschädigungen beziehungsweise Verletzungen. Deren Wahrnehmung erfolgt durch Rezeptoren (Nozizeptoren), die überall im schmerzempfindlichen Gewebe des Körpers vorkommen und mit dem Rückenmark verbunden sind. Dieses

105 Johann Friedrich Dieffenbach: Der Aether gegen den Schmerz. Berlin 1847, S. 1.

106 Horst H. Figge: Schmerz – Urerfahrung oder kulturspezifisches Konstrukt. In: Schmerz – interdisziplinäre Perspektiven. Hrsg. Im Auftrag der Arbeitsgemeinschaft Ethnomedizin von Katrin Greifeld et al. Braunschweig/Wiesbaden 1989. S. 23-32.

107 https://flexikon.doccheck.com/de/Noxe.

leitet die Schadensmeldungen zum Gehirn weiter. Eine Nozizeption ist nicht zwingend mit einer Schmerzwahrnehmung verbunden.[108] Sie wird vielmehr erst dann zu Schmerz, wenn im Gehirn des Betroffenen bestimmte Bewertungsprozesse erfolgen, die beispielsweise mit Emotionen wie Angst verknüpft sind. Schmerzen resultieren also sowohl aus Prozessen im Rückenmark als auch aus Prozessen im Gehirn. Sie können daher verstanden werden als „ein unangenehmes, heftiges Sinnes- und Gefühlserlebnis, das mit tatsächlichen oder möglichen Gewebeschäden verbunden ist".

Der Begriff Nozizeption sollte – gemäß Figge – auf direkte „Folgen der Reizung von Nozizeptoren" begrenzt werden. Der Begriff Schmerz sollte reserviert werden für eine individuelle „Qualität von Wahrnehmungserlebnissen und anderen Bewusstseinsinhalten". Diese entstehen als Produkt von vorangegangenen unbewussten Verarbeitungs- und Bewertungsprozessen im Gehirn. Diese Unterscheidung ist für die Erklärung der Wirkmechanismen der Placebo-Analgesie wichtig. Schmerzhemmung und Schmerzlinderung können in Anlehnung an den vorliegenden Forschungsstand im Rückenmark und im Gehirn erfolgen. Wir werden darauf weiter unten noch näher eingehen.

Abschließend können wir das komplexe Phänomen Schmerzen definieren. Wir lehnen uns dabei nicht an ein medizinisches Wörterbuch an, sondern orientieren uns an dem Eintrag im Lexikon der Ethnopsychologie von Hannes Stubbe. In der Definition von Stubbe ist alles enthalten, was im Kontext unserer Beschäftigung mit der Thematik der Placebo-Analgesie wichtig ist. Schmerzen sind demnach: „Eine grundlegende unangenehme Empfindung, die dem Leib zugeschrieben wird und dem Leiden entspricht, das durch die psychische Wahrnehmung einer realen, drohenden oder phantasierten Verletzung hervorgerufen wird. S(chmerz) wird als eine spezifische Erfahrung betrachtet, die zwischen Emotion und Sinnesempfindung

108 https://flexikon.doccheck.com/de/Nozizeption.

steht. Im übertragenen Sinn auch eine Gefühlsqualität psychischer Vorgänge, die sich in einzelnen Fällen von konkreten körperlichen S(chmerzen) nicht eindeutig abgrenzen lässt."[109]

Schmerzlinderung durch Branding, Glauben und Händehalten

Seit 1987 wird von der Deutschen Schmerzgesellschaft e.V. jährlich der Förderpreis für Schmerzforschung vergeben. Ausgezeichnet werden Beiträge aus den Fachgebieten Medizin, Psychologie und Naturwissenschaften, die einen Beitrag für eine praxisbezogene Therapie akuter und chronischer Schmerzen leisten. Der Preis ging bereits mehrmals an Forscher, die sich mit Fragen der Placebo-Analgesie beschäftigen. Auf dem Deutschen Schmerzkongress 2021 erhielt Katharina Schmidt[110] einen Preis für ihre Arbeit, die im Rahmen des Forschungsverbunds „Treatment Expectation" durchgeführt wurde. Schmidt hatte sich mit der Frage beschäftigt, ob sich eine positive Behandlungserwartung bei Patienten mit Migräne (insbesondere in chronischen Fällen) positiv auf den Behandlungserfolg auswirkt. Sie und ihre Kollegen konnten dies für die chronischen, nicht aber bei episodischen Migräne-Patienten bestätigen. Darüber hinaus stellten sie fest, dass Patienten mit Erfahrungen aus früheren Behandlungen eine stärkere Reduktion der Kopfschmerztage hatten als Patienten ohne frühere Erfahrung.

Mit episodischen Migräne-Attacken beschäftigte sich in einer früheren Studie auch die Neurologin Slavenka Kam-Hansen samt Kollegen[111]. Die Forschergruppe behandelte Patienten über sechs

109 Stubbe H., Lexikon der Ethnopsychologie und Transkulturellen Psychologie. Frankfurt/Main, London 2005.

110 Schmidt, Katharina et al.: "The beneficial effect of positive treatment expectations on pharmacological migraine prophylaxis." *Pain* vol. 163,2 (2022): e319-e327. doi:10.1097/j.pain.0000000000002341.

111 Slavenka Kam-Hansen, M. Jakubowski, J. M. Kelley, I. Kirsch, D. C. Hoaglin, T. J. Kaptchuk, R. Burstein: Migraine. Altered Placebo and Drug Labeling Changes the Outcome of Episodic Migraine Attacks. In: Sci. Transl. Med. 6, 218ra5 (2014).

aufeinander folgende Attacken hinweg entweder mit Placebo oder dem Medikament Maxalt (10 mg Rizatriptan). Dabei erhielten die Patienten Informationen, die von „negativ" über „neutral" bis hin zu „positiv" reichten. Das heißt, sie erhielten aus unterschiedlich beschrifteten Umschlägen entweder ein Placebo oder ein Medikament. Die Umschläge waren jeweils mit einer der drei folgenden Informationen beschriftet: Information über Placebo, Information über Maxalt oder Placebo, Information über Maxalt. Ergebnis der Studie war, dass eine geänderte Placebo- und Medikamentenbeschriftung das Ergebnis der Migräne-Attacken verändert. Es wundert nicht, dass die Schmerzen am meisten (55%) zurückgingen, wenn die Patienten einen Umschlag gezogen hatten, der Maxalt enthielt und auf dem „Maxalt" oder „Maxalt oder Placebo" stand. Wenn „Maxalt" aber aus einem Umschlag gezogen wurde, auf dem „Placebo" stand, reduzierten sich die Schmerzen nur noch um 36%. Wurde ein Placebo aus einem Umschlag gezogen, auf dem „Maxalt" stand, so betrug die Schmerzreduktion nur noch 25%. Ein Placebo, das als solches markiert war, reduzierte die Schmerzen sogar noch um 15%. Die Wirksamkeit des offenen Placebos war damit besser als die der Nichtbehandlung. Ohne Therapie nahmen die Schmerzen um 15% zu. Im Vergleich zu keiner Behandlung machte das Placebo also unter jeder Informationsbedingung mehr als 50% der Arzneimittelwirkung aus.

Die Autoren der Studie folgern aus den Ergebnissen, dass die den Patienten zur Verfügung gestellten Informationen und das Ritual der Tabletteneinnahme wichtige Bestandteile der medizinischen Versorgung sind; und zwar unabhängig davon, ob es sich um eine medikamentöse Behandlung oder um ein Placebo handelt.

Eine nicht zu unterschätzende Rolle bei der Behandlung von Kopfschmerzen scheint auch das Branding beziehungsweise die Marke zu spielen. Dazu haben bereits vor vierzig Jahren die Psychologen

---

S. 1-7. Online: DOI: 10.1126/scitranslmed.3006175.

Branthwaite und Cooper eine interessante Studie zu Aspirin[112] veröffentlicht. Untersucht wurden Frauen im Rahmen ihrer Selbstmedikation bei Kopfschmerzen. Eingeteilt waren die Probandinnen in vier Gruppen. Gruppe A erhielt ein Placebo, das „unbranded" war beziehungsweise keine Markenbeschriftung bekommen hatte. Gruppe B erhielt ein Placebo, das die Marke vortäuschte. Gruppe C erhielt das aktive Medikament ohne Branding beziehungsweise ohne Markenbeschriftung. Nur Gruppe D erhielt das aktive Medikament mit Branding.

Die Ergebnisse zeigten, dass Tabletten, ausgewiesen als Markenprodukt, wirksamer gegen Kopfschmerzen waren als Tabletten ohne Markennamen. Die Autoren führen diesen stärkeren Effekt auf ein größeres Vertrauen in eine bekannte Marke zurück. Interessanterweise ergänzt das Branding beziehungsweise die Marke sowohl das inerte Placebo als auch die Wirkstoffe positiv. Der Placebo-Effekt in der Gruppe B war entsprechend höher als in der Gruppe A. Die Autoren vermuten eine Erklärung für den größeren Effekt von Markentabletten in positiven früheren Erfahrungen sowie durch Hörensagen und Werbung. Wenn Menschen glauben, dass das Markenprodukt ihre Kopfschmerzen lindern wird, kann diese positive Erwartung auch – so die Autoren – von den Kopfschmerzen ablenken beziehungsweise ein Gefühl des Wohlbefindens und der Bewältigung fördern. Der Prozess der Genesung kann sich dadurch beschleunigen. Das Medikament erhält auf diese Weise eine Art Aura, die es besonders wirkmächtig werden lässt. Grund dafür muss nicht das stoffliche Wirkmittel sein.

Wie wichtig der Kontext für die Schmerzbewältigung ist, zeigt schließlich eine Studie[113] des Schmerzforschers Pavel Goldstein

---

112 A Branthwaite, P Cooper: Analgesic effects of branding in treatment of headaches. In: BMJ, 1981 May 16;282(6276):1576-8. doi: 10.1136/bmj.282.6276.1576.

113 Pavel Goldstein, Irit Weissman-Fogel, Guillaume Dumas, and Simone G. Shamay-Tsoory: Brain-to-brain coupling during handholding is associated with pain reduction. In: PNAS Vol. 115 | No. 11, 2018. Online: https://www.pnas.org/doi/full/10.1073/pnas.1703643115.

und Kollegen. In einem Experiment stellte sich heraus, dass Probandinnen weniger Schmerz empfanden, wenn sie sie Hand ihres Lebenspartners halten konnten. Da beide Versuchspersonen an ein EEG-Gerät (Elektroenzephalogramm) angeschlossen waren, konnte auch die Hirnaktivität gemessen werden. Die Ergebnisse der Studien zeigen, dass das Händehalten die Schmerzen bis zur Hälfte reduzieren konnte. Einige teilnehmende Partner wurden auch dazu aufgefordert, die Schmerzen ihrer getesteten Frau einzuschätzen. Ihre Aussagen waren fast deckungsgleich mit denen ihrer Partnerin. Es fand eine Art „personalisierte Synchronisation" zwischen beiden Personen statt, die auch im EEG gemessen werden konnte. Je mehr die gemessene Hirnaktivität bei beiden übereinstimmte, desto weniger Schmerzen empfand die Frau. Empathie scheint eine Art analgetischen Effekt zu haben. Inwiefern die hier genannten Effekte etwas mit dem Placebo-Effekt gemein haben, war nicht Teil der Studie. Es liegt aber nahe, dass in der Kommunikation zwischen Arzt und Patient körperliche Berührung und vor allem Empathie durch den Arzt eine wichtige Rolle für das Wohlergehen des Patienten spielen. Beides kann die Selbstregulation anregen.

Wirkmechanismen der Placebo-Analgesie

Die aktuelle neurowissenschaftliche Forschung bestätigt, dass unsere Schmerzwahrnehmung mit Prozessen im Gehirn zusammenhängt. Der bekannte amerikanische Psychiater Norman Doidge[114] hat sich in seinen Büchern „Wie das Gehirn heilt“ und „Neustart im Kopf“ auch mit dem Phänomen Schmerzen beschäftigt. Er vertritt eine sehr weitgehende Position, die aber für das Verstehen der Placebo-Analgesie helfen kann. Unter Bezug auf den sogenannten Phantomschmerz meint Doidge, dass wir für das Empfinden von Schmerzen weder ein bestimmtes Körperteil noch Schmerzrezeptoren brauchen: „Das Einzige, was wir brauchen, ist ein Körpersche-

114 Norman Doidge: Neustart im Kopf. Frankfurt 2014.

ma, eine mentale Abbildung unseres Körpers in unseren Gehirnkarten. Menschen, die noch alle Gliedmaßen haben, werden sich dessen für gewöhnlich nicht bewusst, denn das Schema, das wir in unseren Körper hineinprojizieren, stimmt exakt mit diesem überein, sodass wir nicht zwischen dem Körper und seiner Darstellung in unserem Gehirn unterscheiden können."

Unter Bezug auf den indisch-amerikanischen Neurowissenschaftler Ramachandran meint Doidge, dass Schmerzen keineswegs nur eine reflexhafte Reaktion auf eine Verletzung an oder in unserem Körper darstellen. Vielmehr sammelt das Gehirn an verschiedenen Stellen im Körper Beweise, bevor es überhaupt das Schmerzempfinden auslöst. In den Worten von Ramachandran: „Schmerz ist eine Illusion" und „unser Gehirn ist eine Maschine zur Herstellung von virtueller Realität".[115] Schmerz ist also zu einem wichtigen Teil ein Konstrukt unseres Gehirns. Wie stark wir etwas als Schmerz wahrnehmen, hängt damit nicht zuletzt von unserem Gehirn und von unserer Psyche ab. Dabei spielen unsere aktuelle Stimmung und unsere seelische Grundverfassung, frühere Schmerzerfahrungen sowie auch unsere Einschätzung der Verletzung eine wichtige Rolle. Nicht zuletzt beeinflusst der Kontext die Schmerzverarbeitung, wie wir gerade am Beispiel des Händehaltens und der Empathie gesehen haben.

Wir gehen im Folgenden davon aus, dass die Wirkmechanismen der Placebo-Analgesie keineswegs nur psychologischer Art sind. Sie bilden vielmehr einen komplexen neurobiologischen Prozess, an dem kortikale, subkortikale und spinale Strukturen beteiligt sind.[116] Schmerzempfinden wird nicht allein durch einen sensorischen Input erzeugt, sondern durch den Output des neuronalen Netzwerks im Gehirn. Zur näheren Erklärung eignet sich das sogenannte Neuromatrix-Konzept,[117] das von dem kanadischen Psychologen und

115 Ramachandran zitiert bei Norman Doidge, a.a.O., S. 194.

116 Andrea S. Klahre: Placeboanalgesie gezielt nutzen, um die Schmerztherapie zu optimieren. In: Medscape, 28.11.2013. Online: https://deutsch.medscape.com/artikel/4901690.

117 Ronald Melzack: Das Rätsel des Schmerzes. Stuttgart 1993.

Schmerzforscher Ronald Melzack (1929-2019) sowie dem britischen Mediziner und Neurobiologen Patrick Wall (1925-2001) in den 1960er Jahren entwickelt worden ist. Die beiden Forscher gingen davon aus, dass sich im Gehirn eine Neuromatrix für die Schmerzwahrnehmung befindet. Diese Neuromatrix wird auch durch kulturelle, soziale, kontextuelle und emotionale Faktoren beeinflusst. Sie interpretiert eingehende Informationen zu Schmerzen und gibt diese an andere Ebenen weiter. Durch den Einsatz moderner bildgebender Verfahren wie die Positronen Emissions-Tomographie (PET) und die funktionelle Magnetresonanztomographie (fMRT) kann die Existenz dieser Schmerz-Neuromatrix bestätigt und sichtbar gemacht werden.[118]

Auf bildgebende Verfahren stützen sich auch die neueren Publikationen, die die Wirkmechanismen und Wirksamkeitsnachweise der Placebo-Analgesie belegen. Eine gute Zusammenfassung der gegenwärtigen Erkenntnisse bieten zwei neuere Überblicksartikel, auf die wir uns hier beziehen werden. Aus eher theoretischer Sicht hat der Neurowissenschaftler Falk Eppert vom Max-Planck-Institut für Kognitions- und Neurowissenschaften 2020 einen Artikel zu den „Neurobiologischen Grundlagen der Placebo-Analgesie“[119] veröffentlicht. Die Psychologin Regine Klinger und die Neurologin Ulrike Bingel, beide von dem bereits erwähnten Forschungsverbund Behandlungserwartung (Treatment Expectation), haben 2019 aus eher therapeutischer Sicht einen Überblicksartikel zu „Placeboeffekten in der Schmerzmedizin“[120] vorgelegt.

Klinger und Bingel beschreiben die Wirkmechanismen und Wirksamkeitsnachweise analgetischer Placebo-Effekte auf psychologi-

118 Eli, Ilana. Placebo/nocebo: the “biochemical” power of words and suggestions. *Journal of orofacial pain* vol. 24,4 (2010): 333-4.

119 Falk Eippert: Neurobiologische Grundlagen der Placebo-Analgesie In: Der Schmerzpatient 2020; 3: 158–165.

120 Regine Klinger, Ulrike Bingel: Placeboeffekte in der Schmerzmedizin. In: Praktische Schmerzmedizin – Interdisziplinäre Diagnostik - Multimodale Therapie. Herausgegeben von Ralf Baron, Wolfgang Koppert, Michael Strumpf, Anne Willweber-Strumpf. 4.Auflage. Berlin, Heidelberg 2019. S. 27-36.

scher und biologischer Ebene. Den Begriff Placebo-Analgesie definieren sie sehr weit. Sie beschränken ihn nicht auf den Einsatz von pharmakologisch wirkstofffreien Substanzen. Vielmehr verstehen sie ihn generell als „eine positive Veränderung im Körper aufgrund einer symbolischen Bedeutung, die einem Ereignis oder einem Objekt in einem heilenden Kontext zugeschrieben wird“. Analgetische Placebo-Effekte können im Kontext eines Schmerzmedikaments oder einer schmerztherapeutischen Behandlung auftreten. Sie erhöhen additiv das Wirkspektrum. Auf der psychologischen Ebene erfolgt dies durch Prozesse der klassischen Konditionierung sowie durch Erwartungsprozesse. Die Autorinnen weisen darauf hin, das beide Wirkmechanismen interaktiv zusammenhängen. In aktuellen Studien spielen daher auch Prozesse des Lernens eine wichtige Rolle. Bei der klassischen Konditionierung dient das Placebo-Präparat als wirkstofffreies „Vehikel“ eines Medikaments und wird durch Aussehen, Farbe und Geschmack zu einem konditionierten Stimulus. Für die Aufrechterhaltung von Placebo-Effekten spielt die Konditionierung eine wichtige Rolle. Die Erwartung des Patienten alleine scheint nicht auszureichen. Er benötigt langfristig positive Erfahrungen. Ein Placebo-Effekt, der sich allein auf Erwartung bezieht, kann sich ohne positive Erfahrungen wieder reduzieren oder sogar verschwinden. Positive Lern- beziehungsweise Selbstwirksamkeitserfahrungen sind Teil des Wirkmechanismus auf der psychologischen Ebene.

Klinger und Bingel gehen weiter davon aus, dass Placebo-Analgesie nicht rein psychologisch über Einbildung wirkt. Es geht vielmehr um einen komplexen neurobiologischen Vorgang, bei dem der Mechanismus körpereigener Schmerzhemmung eine Rolle spielt. Unsere „innere Apotheke“ kann durch Erwartung und Konditionierung getriggert werden, so dass schmerzhemmende oder schmerzlindernde Stoffe freigesetzt werden. Durch die bereits genannten bildgebenden Verfahren kann gezeigt werden, dass es tatsächlich zu einer verminderten Aktivität in den Arealen des Gehirns kommt, die für das Schmerzempfinden relevant sind. Während der Placebo-Analgesie kommt es also zu einer Ausschüttung körpereigener Opiate. Allerdings scheinen neurobiologisch nicht alle Patienten in der Lage zu sein, einen Placebo-Effekt zu generieren. So zeigte sich bei Patienten mit einer Alzheimer-Erkrankung ein erheblich reduzierter Placebo-Effekt.

Klinger und Bingel beschreiben weiter, dass die Effektstärken der Placebo-Analgesie sehr hoch sind. Analgetische Placebo-Effekte sind evidenzbasiert und damit eine „klinisch relevante Größe". Allerdings sehen die Autorinnen analgetische Placebo-Effekte nur als ein „Additiv" zu einer medikamentösen oder psychologischen Schmerztherapie. Vor diesem Hintergrund sehen sie die Nutzung ethisch nicht nur als unbedenklich an, sondern halten sie geradezu für geboten: „Fällt diese Komponente weg, dann wird den Patienten die volle Wirksamkeit ihres Schmerzmittels vorenthalten." Die Autorinnen heben außerdem hervor, dass ein Medikament so wahrnehmbar wie möglich verabreicht werden sollte. Auf diese Weise können nämlich auch Placebo-Effekte besser ausgeschöpft werden. Patienten sollten möglichst verständliche Informationen darüber erhalten, wie ein Medikament wirkt. Dies gilt auch für die offene Placebo-Gabe. Auch diese kann wirksam sein, wenn den Patienten Informationen über die Placebo-Behandlung gegeben werden. Dazu gehört zum Beispiel der Hinweis, dass durch die Forschung bewiesen ist, dass Placebos wirken und auf welche Weise Placebo-Effekte entstehen. Es sollte erklärt werden, wie das körpereigene System der Schmerzhemmung wirkt und wie die „innere Apotheke" genutzt wird. Wichtig ist auch der Hinweis, dass eine positive Einstellung zu Placebos helfen kann, aber nicht Voraussetzung ist. Auch bei der Gabe von Placebos ist schließlich eine gewissenhafte, regelmäßige Einnahme von großer Bedeutung. Die Autorinnen betonen unter Bezug auf Studien, dass die offene Gabe von Placebos in Kombinationen mit den genannten Instruktionen zu einer „signifikant stärkeren globalen Verbesserung der Symptomschwere nach drei Wochen" führte.

Eine Ergänzung zu den Ausführungen von Klingel und Bingel bietet der Neurowissenschaftler Falk Eippert in seinem Überblicksartikel. Er beschreibt die Neuroanatomie der Schmerzverarbeitung. Dabei unterscheidet er einen zum Kortex aufsteigenden und einen vom Gehirn in die Peripherie absteigenden Ast. Der aufsteigende Ast meldet eine Verletzung in der Peripherie, zum Beispiel im Handbereich, über die bereits erwähnten Nozizeptoren. Die Information wird von dort in das Rückenmark weitergeleitet. Nach Verarbeitung wird sie dann zu den subkortikalen sowie schließlich zu den kortikalen Arealen des Gehirns beziehungsweise zu der Schmerz-Neuromatrix weitergeleitet. Nach der dortigen Verarbeitung leitet der absteigende Ast die Information dann wiederum zurück zum Rückenmark. Kognitive und emotionale Faktoren können „die dortigen spinalen Prozesse und dadurch letztendlich auch die Schmerzwahrnehmung signifikant beeinflussen“. Eippert beschäftigt sich ebenfalls mit den Opiat-ähnlichen Substanzen im menschlichen Gehirn sowie weiteren Neurotransmittern, die an Placebo-Effekten beteiligt sind. Als noch nicht hinreichend beforscht, nennt er den bekannten Neurotransmitter Dopamin und das als Bindungshormon bekannte Oxytocin. Hier sieht Eippert einerseits klare Hinweise, dass beide Botenstoffe bei Placebo-Effekten involviert sind. Andererseits nennt er auch Studien, die dies nicht stützen. Als Fazit hält er fest, dass das „Faszinosum der Placebo-Analgesie“ durch die Fortschritte in der Forschung bereits gut zu erklären ist. Bekannt sind besonders die Transmittersysteme „als chemische Vermittler der Placebo-Analgesie“ sowie die Regionen des zentralen Nervensystems vom Großhirn bis zum Rückenmark. Dennoch sieht er offene Fragen, die durch zukünftige Forschung zu klären sind.

Zu einer ähnlichen Einschätzung kam bereits 2010 die Zahnmedizinerin Ilana Eli in ihrem Editorial „The ‚Biochemical‘ Power of Words and Suggestions“. Laut Eli sind wir noch weit von einem endgültigen Verständnis entfernt, „wie Emotionen, Kognitionen und Erwartungen oft genauso stark sind wie (oder manchmal sogar stärker als) körperliche Reize, individuelle Schmerzerfahrungen zu erzeugen oder zu blockieren“.[121] Die Placebo-Analgesie bleibt wohl auch weiterhin zu einem großen Teil ein Faszinosum.

Das Potenzial der Placebo-Analgesie

Abschließend möchten wir noch kurz auf das Potenzial der Placebo-Analgesie hinweisen, das es als Alternative zu einer rein pharmakologischen Schmerzmedizin hat. Gerade Schmerzmedikamente haben eine Schattenseite, auf die auch in der medizinischen Fachpresse zunehmend hingewiesen wird. So häufen sich in den letzten Jahren Studien zu gefährlichen Nebenwirkungen von Schmerzmitteln.

Die Journalistin Insa Schiffmann hat in einem kritischen Artikel[122] in „Die Zeit“ darauf hingewiesen, dass in Deutschland circa zwanzig Millionen Menschen an chronischen Schmerzen leiden und viele sich dauerhaft mit frei verkäuflichen Schmerzmitteln selbst therapieren. Zu Paracetamol wird im Artikel die neueste Studienlage zitiert. Im Jahr 2014 zeigten britische Forscher, dass das Medikament bei akuten Rückenschmerzen nicht besser wirkt als ein Placebo. Allerdings schätzt die Europäische Gesellschaft für Dialyse und Transplantation, dass 10 bis 25% aller Fälle von Nierenversagen und Dialyse durch übermäßigen Schmerzmittelgebrauch entstanden sind. Zusammenfassend kommt Schiffmann zu dem Schluss: „Wer dauerhaft Schmerzpräparate nimmt, kann damit eine neue Form des Kopfschmerzes auslösen, die einzig durch die Tabletten bedingt ist – 1,6 Millionen Deutschen geht das so.“

Die Wissenschaftsjournalistin Andrea Wille berichtet 2015 in einem Artikel[123] in Medscape über das Schmerzmittel Paracetamol, dass es

121 Eli, Ilana. Placebo/nocebo: the "biochemical" power of words and suggestions. *Journal of orofacial pain* vol. 24,4 (2010): 333-4.

122 Insa Schiffmann: Gefährliche Helfer. In: Die Zeit vom 6. April 2017. Online: https://www.zeit.de/2017/15/schmerzmittel-rezeptfrei-tabletten-sucht-kopfschmerz?page=2&utm_referrer=https%3A%2F%2Fwww.google.com.

123 Andrea Wille: Paracetamol: Beliebtes Schmerzmittel hat deutliche „Risiken bei keiner bis marginaler Wirkung“. In: Medscape Deutschland. 5. März

„deutliche Risiken bei keiner bis marginaler Wirkung“ hat: „In Abhängigkeit von der Dosis steigert Paracetamol das Risiko für kardiovaskuläre, gastrointestinale und renale Nebenwirkungen. Sogar das Mortalitätsrisiko ist bei langfristiger Einnahme hoher Dosen erhöht. (...) Die gesundheitlichen Risiken treten bereits bei Dosierungen im oberen Normbereich einer Schmerztherapie auf.“

Sollten diese Meldungen aus der Fachpresse nicht Anlass genug sein, Placebo-Effekte einmal neu zu bewerten und das Potenzial der Placebo-Analgesie über die Würdigung als „Additiv“ hinaus neu zu bestimmen?

2015. Online: https://deutsch.medscape.com/artikelansicht/4903393?_ga=2.43143525.1119950259.1648573512-1025241662.1648573512.

6
Der böse Bruder des Placebos: Nocebo

> „Wenn einem nichts fehlt, heilt man ihn am besten von diesem Zustand, indem man ihm sagt, welche Krankheit er hat."
>
> Karl Kraus (1772 - 1801)[124]

Es kommt nur selten vor, dass der Titel einer Komödie Einzug in ein Medizinlexikon[125] hält und zu einem Anlass für Glossen in Ärztezeitschriften wird.[126] „Knock oder der Triumph der Medizin" des französischen Schriftstellers Jules Romains[127] ist ein Beispiel dafür. 2017 kam die bereits dritte Verfilmung dieses Bühnenstückes in die Kinos. Dr. Knock übernimmt in einem kleinen Ort in Frankreich eine schlecht laufende Landarztpraxis. In der Not ist er erfinderisch und zeigt, wie man durch negative Suggestionen bislang gesunde Menschen zu Patienten und sogar zu Dauerkranken machen kann. Die Kassen klingeln nicht nur beim Arzt, sondern auch beim Apotheker – und eine ganze Kleinstadt erblüht. Die einfache Devise von Dr. Knock lautet: „Gesunde Menschen sind nur Kranke, die von ihrem wahren Zustand nichts wissen."

Auch wenn es sich bei diesem Film um eine Satire handelt, kann das darin beschriebene „Knock-Syndrom" durchaus als eine Allegorie auf

124 Seit Äskulaps Zeiten, Aphorismen für Mediziner, Hrsg. Winfried Hönes, Drei Lilien Verlag Wiesbaden, S. 27.

125 Siehe z.B. DocCheck: http://flexikon.doccheck.com/de/Knock,_ou_le_triomphe_de_la_médicine

126 So z.B. im Deutschen Ärzteblatt: Nolte SH, Das Knock-Syndrom: Gesunde sind Kranke – sie wissen es nur noch nicht. In: Dtsch Ärztebl 2010; 107(10): A-436 / B-387 / C-379.

127 Romains J., Knock oder der Triumph der Medizin. Komödie in drei Akten. Reclam (RUB 9662), Stuttgart 1997.

Auswüchse und eine Kritik an den Zuständen in unserem Gesundheitssystem gelesen werden.[128] Zwar verbietet das Berufsethos des Arztes beziehungsweise des Therapeuten, dem Patienten Schaden zuzufügen; aber es kann keineswegs ausgeschlossen werden, dass in der Kommunikation mit Patienten unbeabsichtigt negative Wirkprinzipien angestoßen werden, die vor allem einem ohnehin ängstlichen Patienten Schaden zufügen können. Bekannt geworden ist dieses Phänomen – der „böse Bruder“ des Placebos – unter dem Wort *Nocebo.*

Ein neues Wort und noch mehr Verwirrung

„Das Leben eines Kranken kann nicht nur durch die Handlungen eines Arztes verkürzt werden, sondern auch durch seine Worte oder sein Verhalten.“

(Aus der Gründungsschrift der *American Medical Association* 1847)[129]

Unsere Beschäftigung mit den Entwicklungen der Placebo-Forschung hat nicht zuletzt gezeigt, dass die moderne Medizin – außerhalb der ermutigenden Projekte im Kontext von „Placebo 2.0“ – noch immer ein unglaublich großes Potenzial ungenutzt lässt. Damit nicht genug, ignoriert sie auch noch einen wichtigen Teil des Schadenspotenzials des gegenwärtigen Medizinbetriebes. Damit meinen wir nicht nur den Schaden, der direkt durch Medikamente und medizinische Eingriffe entsteht. Zusätzlich zu diesem besteht ein nicht zu unterschätzendes Verletzungspotenzial durch Kommunikation, Mindsets, Settings und Kontextfaktoren. In dieser Hinsicht zeigt die Nocebo-Forschung, wie gefährlich bloße Informationen und achtlose Kommunikation sein können. Nocebo-Effekte verursachen für den Einzelnen vermeidbares Leid und für die Gesellschaft hohe Kosten. Eine Beschäftigung mit dem „bösen Bruder“ des Placebos erscheint daher als notwendig.

---

128 Siehe hierzu Nolte SH, Dr. Knock und der „Knockismus“, oder warum das Gesundheitswesen ein Selbstläufer ist. In: Kinder- und Jugendarzt, 41. Jg. (2010), Nr. 9. Online: http://www.pph34.de/wp-content/uploads/2011/10/KnockfinalKJA.pdf.

129 Lakotta B. und Thimm, K. „Die Angst steckt an“. In: DER SPIEGEL 28/2005. Online: http://www.spiegel.de/spiegel/print/d-41028327.html.

Das Wort *Nocebo* (lat.: ‚ich werde schaden') entstand vor etwa sechzig Jahren aus Beobachtungen und Erfahrungen in der klinischen Forschung. Es fand aber nur langsam Einzug in die medizinische Terminologie. Anders als der sich rasant verbreitende Begriff Placebo war es einer größeren Öffentlichkeit lange kaum bekannt. Nach der erstmaligen Erwähnung in einer Publikation 1961 dauerte es noch einmal etwa fünfzig Jahre, bis es durch die Medien aufgegriffen und über spektakuläre Fälle zum Gegenstand der Berichterstattung gemacht wurde.[130]

Beginnen wir wieder mit den Wörterbüchern. Anders als das Wort Placebo hat das neuere Wort Nocebo erst eine sehr kurze Geschichte und wird nur spärlich in Wörterbüchern behandelt. Im Digitalen Wörterbuch der deutschen Sprache findet sich überhaupt kein Eintrag. Der Duden indes hat sowohl das Wort Nocebo als auch das Wort Nocebo-Effekt aufgenommen. Er macht es sich aber ziemlich einfach und definiert Nocebo als ein „Placebo, das eine negative Wirkung hat".[131] Nocebo-Effekt wiederum als eine „durch ein Nocebo hervorgerufene physiologische Wirkung".[132]

Die Angaben des Dudens verwirren nun mehr, als dass sie zur Klärung der Wörter beitragen; denn einerseits ist laut Duden ein Nocebo ein Placebo, das einen negativen Effekt hat. Ein Placebo ist andererseits ein suggestiv wirkendes Arzneimittel, das keine medizinisch relevanten Inhaltsstoffe hat, aber einen Placebo-Effekt haben kann. Dieser wiederum wird als eine durch das Placebo hervorgerufene physiologische Wirkung definiert. In der Praxis der medizinischen placebo-kontrollierten Studien existiert ein Nocebo allerdings nicht. Anders als die Gabe eines Placebos ist die Gabe eines Nocebos nicht möglich. Der Grund für die negative Wirkung muss also etwas anderes sein als das verabreichte Placebo. Ein Nocebo ist ja gerade nicht etwas Stoffliches, das schadet, sondern etwas, das über ganz

130 Einen Überblick über wichtige Beiträge in den Medien bietet die Webseite der DFG-Forschergruppe: http://placeboforschung.de/de/videos.
131 https://www.duden.de/suchen/dudenonline/Nocebo.
132 https://www.duden.de/rechtschreibung/Noceboeffekt.

andere Faktoren eine negative physiologische Wirkung entfaltet. Dieses andere Etwas ist das, was sowohl einen Placebo- als auch einen Nocebo-Effekt hervorbringen kann. Placebo und Nocebo können daher gar nicht voneinander getrennt werden, denn sie stellen zwei Seiten einer Medaille dar, die von ein und demselben Mechanismus bewirkt werden.

Für das Englische gibt das *Collins English Dictionary* mehr Informationen und auch weitergehende Definitionen. *Nocebo* ist nach COLLINS „ein nicht vorhandener oder inaktiver Stoff oder Faktor, der bei Personen, die glauben, ihm ausgesetzt gewesen zu sein, Krankheitssymptome hervorruft" – a nonexistent or inactive substance or factor that causes symptoms of disease in people who believe that they have been exposed to it.

COLLINS gibt darüber hinaus den Hinweis, dass die Wortschöpfung aus dem 20. Jahrhundert stammt und nach dem Modell des Wortes Placebo gebildet worden ist. Der Nocebo-Effekt wird in COLLINS verstanden als „das Auftreten von Krankheitssymptomen bei einer Person, die irrtümlich glaubt, einer schädlichen Substanz ausgesetzt gewesen zu sein" – the experience of symptoms of disease by a person who erroneously believes that he or she has been exposed to a harmful substance.

Im Vergleich zu seinem großen Bruder Placebo ist Nocebo weder in der Gemeinsprache noch in der medizinischen Terminologie in gleicher Weise verbreitet. Es stellt nicht mehr als ein Schattendasein dar, und es ist noch immer nicht davon auszugehen, dass jedermann das Wort *Nocebo* kennt und zu deuten weiß. Nicht einmal jeder Arzt weiß, was mit dem Wort gemeint ist und was es für die medizinische Praxis bedeuten kann. Der Medizinhistoriker Heinz Schott[133] findet es bemerkenswert, dass im Gegensatz zur Placebo-Forschung der Nocebo-Effekt von der wissenschaftlichen Medizin weitgehend ig-

133 Heinz Schott 2018. A.a.O.

noriert wird. Laut Schott zeigen die Datenbanken zweihundert Mal mehr Treffer für „Placebo" als für „Nocebo". Dies bestätigt auch eine aktuelle Recherche[134] in der medizinischen Datenbank PubMed. Zum Stichwort Placebo finden sich 252.168 Treffer. Im Vergleich dazu spärliche 1.013 Treffer für das Stichwort Nocebo. Die erste Publikation erschien demnach im Jahr 1961, gefolgt von jeweils einer Veröffentlichung in den Jahren 1969, 1977 und 1981. 1989 waren es schon sechs Publikationen in einem Jahr, 2007 bereits siebzehn und alleine im Jahr 2017 waren es einhundertzwei Treffer. Mehr als die Hälfte der wissenschaftlichen Beiträge seit Beginn der 1960er Jahre sind übrigens in den letzten fünf Jahren erschienen.

Dass die Erforschung des Nocebos im Vergleich mit der des Placebos so stiefmütterlich erfolgt, kann auf zwei Faktoren zurückgeführt werden: Erstens beschränken ethische Gründe experimentelle Studien; denn es darf ja eben nicht mit risikohaften Interventionen Menschen Schaden zugeführt werden. Zweitens passt das Nocebo noch weniger als das ohnehin schon störende Placebo in das Denkmodell einer biomedizinisch-naturwissenschaftlichen und pharmakologisch orientierten Medizin. Eine Medizin, die auf Monokausalität ausgerichtet ist und reduktionistische Denkmodelle präferiert. Es wirkt hier ja etwas, das mehr oder weniger unsichtbar und vor allem nicht kontrollierbar ist. Trifft man im Hinblick auf Placebos immer wieder auf die bekannte Abwehrhaltung: *Das ist ja nur ein Placebo*, ist dies beim Nocebo kaum möglich. Wenn Schaden zugefügt wird, kann man dies nicht damit entschuldigen, dass es nur ein Nocebo ist. In dieser Hinsicht sehen wir im Kontext des Nocebo-Phänomens eine Chance für ein Umdenken in der Medizin. Das Nocebo lässt sich ja auch umkehren und ist damit – konsequent zu Ende gedacht – ein Beweis für das Wirken der Selbstheilungskräfte, der Kraft der inneren Bilder und der Kontextfaktoren.

134 Zeitpunkt der Abfrage: 31.03.2022.

Das Nocebo-Phänomen im medizinischen Alltag und außerhalb der Medizin

Beispiele für das Nocebo-Phänomen finden sich nicht nur im medizinischen Alltag, sondern auch außerhalb der Medizin. Beginnen wir mit einer historischen Kuriosität, über die viele Menschen heute nur noch mit dem Kopf schütteln werden. Wussten Sie, dass es bis Ende des 19. Jahrhunderts eine *Eisenbahnkrankheit* gab? Hinter diesem Wort verbirgt sich sowohl eine damals weit verbreitete medizinische Diagnose als auch die Bezeichnung für ein interessantes Symptom im Alltag zahlreicher Menschen.[135] Das neue Verkehrsmittel Dampflock bildete für immer mehr Menschen eine Herausforderung infolge der bislang nicht gekannten hohen Geschwindigkeit. Mit dieser waren beim Hinaussehen rasch wechselnde optische Eindrücke verbunden. Bei sensiblen Zeitgenossen konnten diese und andere neue Reize (Belästigungen durch Geruch, Lärm und Erschütterungen) zu diversen körperlichen Reaktionen führen. Es kursierten verschiedene und zum Teil abenteuerliche Erklärungen und „Theorien" darüber, was alles körperlich, mental und sogar seelisch mit Menschen passieren kann, die diesen Reizen ausgesetzt werden. Berichtet wurde über Verdauungsstörungen, Übelkeit und nervöse Reizbarkeit, ja sogar über Ohnmacht, Zittern, allgemeine Erschöpfung und Schlafstörungen. In einem Artikel in der Brockhaus-Enzyklopädie wird noch 1892 ausführlich über die Eisenbahnkrankheit berichtet. Behandlungsmittel und Therapien wurden entwickelt. Auch in der Konversation spielte die neuartige Erkrankung eine wichtige Rolle. Mit der Jahrhundertwende verschwand sie aber so schnell, wie sie gekommen war. Im 20. Jahrhundert ist nicht mehr die Rede von den genannten Symptomen, wohl aber von Unwohlsein bei Reisen mit dem Auto, dem Luftschiff und dem Flugzeug. Wahrscheinlich handelt es sich um Reaktionen auf neue Erfahrungen, die erst gemacht und

135 Werner Bartens: Körperglück. Wie gute Gefühle gesund machen. München 2010, S. 38.

bewertet werden müssen. Betroffene werden bei der eigenen „Bedeutungsgebung“ zusätzlich beeinflusst von Geschichten anderer, Erzählungen in der Presse und der Bereitschaft von Ärzten, sich der Behandlung der Symptome anzunehmen.

Beeindruckende Beispiele für das Nocebo-Phänomen in der Medizin im engeren Sinne gibt die Webseite[136] des bereits erwähnten Forschungsprojekts „Erwartung und Konditionierung als Basisprozesse der Placebo- und Nocebo-Reaktion: Von der Neurobiologie zur klinischen Anwendung“. Hier eine kurze Auswahl:

- Wenn Krebspatienten glaubten, ein neues Medikament zu erhalten, entwickelten 71% von ihnen mindestens zwei neue Symptome, auch wenn sie Teil der Placebo-Gruppe waren.

- Einige wissenschaftlich gut untersuchte Präparate, wie zum Beispiel Proglumide, verloren ihre Wirksamkeit vollständig, wenn die positiven Erwartungen an ihre Wirkung eliminiert wurden.

- Sogar bei alltäglichen medizinischen Interventionen wie einer lokalen betäubenden Injektion in die Haut bestimmten die Äußerungen des Arztes über zu erwartende Schmerzen die vom Patienten wahrgenommene Schmerzintensität.

Der Neurologe und Wissenschaftsjournalist Magnus Heier[137] berichtet in seinem Buch zum Nocebo-Phänomen über zwei spektakuläre Beispiele aus den USA, die die Macht der Erwartungen auf beeindruckende Weise belegen:

- „Sam Shoeman hätte nicht sterben müssen. Aber er war überzeugt davon, todkrank zu sein. Seine Ärzte gaben ihm nur we-

136 http://placeboforschung.de/de
137 Magnus Heier: Nocebo: Wer's glaubt wird krank: Wie man trotz Gentests, Beipackzetteln und Röntgenbildern gesund bleibt. Stuttgart 2012.

nige Monate. Und so schnell starb er auch. Allerdings nicht an seinem Tumor. Der war am Ende nicht bedrohlich. Shoeman starb an seiner Überzeugung, sterben zu müssen."

- „Derek Adams hatte sterben wollen. Er nahm 29 Kapseln eines Antidepressivums, die er im Rahmen einer Medikamentenstudie bekommen hatte. Die Überdosis war zu hoch, die Ärzte konnten ihm nicht mehr helfen. Bis sich herausstellte: Seine Überdosis waren nur Placebos – er gehörte zur Kontrollgruppe der Studie. Doch er war sicher, sich tödlich vergiftet zu haben. Als er erfuhr, dass er nur ein Scheinmedikament geschluckt hatte, verschwanden die Symptome sofort."

Wie wichtig Einstellungen und Erwartungen für das Entstehen von Nocebo-Effekten sein können, zeigt die große Framingham-Herz-Studie in den USA, die bereits 1948 begann und danach fragte, warum in den USA Herz-Kreislauf-Erkrankungen die Todesursache Nummer Eins war. Für Aufsehen sorgte unter anderem das folgende Ergebnis der über Jahrzehnte laufenden Studie:

- Frauen, die glaubten, dass sie eher als andere anfällig für Herzerkrankungen seien, starben 3,7-mal häufiger an Herzinfarkt und plötzlichem Herztod als Frauen ohne eine solche Angst, wobei die Studie hinsichtlich anderer Risikofaktoren bereits bereinigt war.[138]

Weitere medizinisch gut belegte Nocebo-Phänomene sind psychosomatische Vergiftungserscheinungen[139]; Stress-Kardiomyopathie beziehungsweise das *broken heart syndrome*[140] und medieninduzierte

138 Eaker E. et al. Myocardial infarction and coronary death among women: psychosocial predictors from a 20- year follow-up of women in the Framingham Study. In: Am J Epidemiol 1992;135:854–64.

139 Doccheck: Sekundäre Pilzvergiftungen. Online: http://flexikon.doccheck.com/de/Sekundäre_Pilzvergiftungen?utm_source=www.doccheck.com&utm_medium=web&utm_campaign=DC%2BSearch.

140 Doccheck: Stresskardiomyopathie. Online: http://flexikon.doccheck.com/de/Stress-Kardiomyopathie.

Nocebo-Effekte, die sogar eine feste Bezeichnung bekommen haben wie z.B. *Morbus Mohl*[141]:

- Der Name bezieht sich auf den Moderator Hans Mohl, der dreißig Jahre lang das monatlich gesendete *Gesundheitsmagazin Praxis* im ZDF moderierte. Ärzte stellten fest, dass an den Tagen nach der Ausstrahlung eine Vielzahl von Patienten die Arztpraxen aufsuchten und über die Symptome klagten, über die in der Sendung berichtet wurde.

Nocebo-Effekte können auch zu einem Thema der Massenpsychologie werden. Die Autoren Ian McDermott und Joseph O'Connor [142] berichten in ihrem Buch „NLP und Gesundheit. Die offenen Geheimnisse der Gesunden", dass der Nocebo-Effekt durch große Menschenmengen beziehungsweise auch dadurch, dass andere Menschen unsere Ängste bestätigen, vervielfacht wird. Sie beschreiben als einen konkreten Fall ein Fußballspiel 1987 in Kalifornien, bei dem sich vier Menschen übergeben mussten. Aus reiner Vorsicht bat der Bereitschaftsarzt darum, die Menge im Stadion über Lautsprecher darüber zu informieren, dass dies möglicherweise durch eine Verunreinigung eines Getränkeautomaten verursacht sei.

- „Hätten die Organisatoren vorhersehen können, was daraufhin geschah, hätten sie sich wohl anders verhalten: Nach der Durchsage fielen Menschen in Ohnmacht und litten unter Übelkeit. Viele verließen das Stadion. Ungefähr 200 Personen wurden plötzlich so krank, dass sie sich nicht bewegen konnten, und aus fünf Krankenhäusern wurden Krankenwagen angefordert, um die Betroffenen abzuholen. 100 Personen wurden ins Krankenhaus eingeliefert. Es stellte sich dann schnell heraus, dass die Getränkeautomaten völlig in Ordnung waren. Als dies bekannt

141 Doccheck: Morbus Mohl. Online: http://flexikon.doccheck.com/de/Morbus_Mohl?utm_source=www.doccheck.flexikon&utm_medium=web&utm_campaign=DC%2BSearch.

142 Ian McDermott und Joseph O'Connor: NLP und Gesundheit. Die offenen Geheimnisse der Gesunden. Kirchzarten 2002.

wurde, erholten sich die Betroffenen erstaunlich schnell. Die ins Krankenhaus eingelieferten Personen fühlten sich rasch besser und wurden entlassen.“

In der Schweiz wurde 2012 ein ähnlicher Fall bekannt:

- Bei einem vermeintlichen Antrax-Anschlag auf ein Postamt wurden 34 Personen mit Übelkeit und Kopfweh ins Krankenhaus eingeliefert. Es stellte sich aber heraus, dass es sich nur um ein ungefährliches weißes Pulver gehandelt hatte.

In einem Interview zu diesem Fall in der Schweiz erklärte der Schweizer Historiker Philipp Sarasin[143]: „Es braucht die giftige Substanz gar nicht. Der Glaube daran reicht aus. Der Körper reagiert dann tatsächlich mit Vergiftungssymptomen.“

Fast schon exotische Beispiele für Nocebo-Phänomone werden aus der Psychiatrie hinsichtlich von bei uns nicht bekannten Erkrankungen in fremden Kulturen berichtet. Der Psychiater Volker Faust[144] nennt als Beispiel *Koro* – ein bei uns unbekanntes Phänomen. Bei dieser Erkrankung handelt sich „um die Furcht oder gar Panik vor einer Retraktion des Genitales“ – insbesondere bei Männern. Die Betroffenen in Südost-Asien und China sind in schweren Fällen „der Überzeugung, dass sich der Penis sofort in den Unterleib zurückziehen wird“. Für die Betroffenen ist dies mit großer Angst und Unsicherheit verbunden. Koro kann daher auch tödlich enden. Es kann sogar epidemieartig auftreten, wie ein gut dokumentiertes Ereignis 1967 in Singapur zeigt.[145] Über die Presse wurde verbreitet, dass Männer sich durch den Genuss von Fleisch von geimpften Schweinen infiziert hätten. Es entstand eine Massenpanik. Eine „Erklärung“ für Koro im chinesischen Volksglau-

143 Sarasin P. Interview Aargauer Zeitung, 06.09.2012.

144 Arbeitsgemeinschaft Psychosoziale Gesundheit: Seelische Störungen in fremden Kulturen. Online: https://www.psychosoziale-gesundheit.net/pdf/Int.1-Kulturspezifische_Stoerungen.pdf.

145 The Koro "epidemic" in Singapore. *Singapore medical journal* vol. 10,4 (1969): 234-42.

ben warnt Männer vor der Begegnung mit einer Schildkröte: Zieht sie den Kopf ein, ist das ein schlechtes Omen. Der Mann könnte Koro bekommen.

Wem dies als bloßer Aberglauben einer anderen Kultur erscheint, sollte sich den folgenden Fall aus der eigenen Kultur anschauen: Wenn ein Patient an Stelle des gewohnten Originalpräparats (mit Markenzeichen) plötzlich ein Generikum erhält, das heißt, ein Medikament mit den absolut gleichen Wirkstoffen, aber in anderer Form, Verpackung und unter anderem Namen (und preiswerter), so berichten 61% über Schmerzzunahme und 64% über schlechtere Lebensqualität.[146] Ist da auch etwas Aberglaube mit im Spiel?

Nehmen wir ein weiteres Beispiel aus unserer Kultur. An der Schmerzklinik in Kiel führten Wissenschaftler in Zusammenarbeit mit der TV-Sendung Quarks & Co. einen beeindruckenden Nocebo-Test mit Schokolade durch:

- Chefarzt und Neurologe Professor Hartmut Göbel und Dr. Axel Heize wollten herausfinden, ob durch eine negative Erwartung Kopfschmerzen durch handelsübliche Schokolade ausgelöst werden kann. Der Test fand an 108 Probanden statt, die nachweislich nicht unter Kopfschmerzen litten. In einem Zweiergespräch wurde die „neuartige“ Schokolade in Silberfolie präsentiert und zum Essen übergeben. Der ersten Gruppe, mit 54 Probanden, sagte der Arzt den Satz: „Kann auf gar keinen Fall Kopfschmerzen auslösen.“ Bei der zweiten Gruppe, ebenfalls mit 54 Probanden, sagte der Arzt den Satz: „Kann hoch konzentriert Kopfschmerzen auslösen.“

  Nach einem Tag, bei der telefonischen Nachfrage mithilfe eines Fragebogens, stellte sich heraus, dass in der ersten Gruppe eine Person Kopfschmerzen bekam. In der zweiten Gruppe waren

146 ÄrzteZeitung Online: https://www.aerztezeitung.de/Medizin/Probleme-beim-Umstellen-von-Opioiden-351663.html.

> es 18 Personen beziehungsweise 34% Prozent. Nochmals zur Wiederholung: Beide Gruppen erhielten die gleiche, normale Schokolade aus dem Supermarkt. Sie kann keine Kopfschmerzen verursachen. Doch wegen der negativen Erwartungen in der zweiten Gruppe litt über ein Drittel an Kopfschmerzen. Die Studie wurde mit zwei Personengruppen wiederholt und lieferte die gleichen Resultate.

Hierzu lässt sich mit den Worten von Friedrich von Schiller nur noch sagen: „Es ist der Geist, der sich den Körper baut."

Kommen wir zum Schluss mit unserem Überblick über das Nocebo-Phänomen. Erinnern Sie sich noch an die eingangs erwähnte Eisenbahnkrankheit? Vielleicht haben auch Sie ein wenig darüber lächeln müssen, was die Menschen sich damals einredeten beziehungsweise was sie sich haben einreden lassen.

Anscheinend gilt das, was vor mehr als 100 Jahren galt, aber auch noch für Menschen von heute. Dazu abschließend ein außerordentlich interessantes Beispiel. Das Wort Nocebo hat mittlerweile sogar Eingang in die juristische Fachliteratur gefunden. Die Unfallchirurgin Tina-Maria Donner-Wielke und der Physiker Bernhard Wielke[147] beschäftigten sich mit durch Auffahrunfälle verursachte gesundheitliche Schäden an der Halswirbelsäule und konnten experimentell einen Nocebo-Effekt nach einem Auffahrunfall nachweisen. Ergebnis ihrer Studie war:

Auch bei „Stößen sehr geringer Intensität bis zum Wert von Null km/h" können „im Licht des psychologischen sogenannten „Nocebo-Effekts""" Beschwerden im Bereich der Halswirbelsäule ausgelöst werden. „Allein die Erwartungshaltung, in der gegebenen Versuchsanordnung eventuelle Beschwerden im Bereich der Halswirbelsäule zu erleiden, kann zu den entsprechenden Reaktionen füh-

147 Donner-Wielke T. und Wielke B., Auffahrunfall – Halswirbelsäulenverletzung – Noceboeffekt. In Zeitschrift für Verkehrsrecht ZVR 3/2004.

ren. Knapp 20% der Versuchspersonen berichten auch nach einem 0-km/h-Stoß über Beschwerden im Bereich der Halswirbelsäule."

Hat vielleicht jede Zeit seine eigene „Eisenbahnkrankheit"?

Der Begriff Nocebo-Effekt: Formen und Typen

Dass Angst und schlechte Gedanken krank machen oder Krankheitsverläufe negativ beeinflussen können, ist seit Langem bekannt und gilt durch zahlreiche Studien als gesichert. Erfahrungsmedizinisch gut belegt ist ebenfalls, dass Störungen in der Arzt-Patienten-Kommunikation zu Heilungsblockaden, Verschlechterungen und zu Symptomen führen können, die medizinisch oft nicht zu erklären sind. Einen Namen bekamen solche Phänomene durch Walter P. Kennedy[148], der sich bereits 1961 auf Erfahrungen in der klinischen Forschung beziehen konnte. Er fasste diese Phänomene unter dem Begriff ‚Nocebo' zusammen.

Zunächst wurde der neue Begriff sehr eng gefasst. Kennedy meinte damit negative Nebeneffekte von Placebos. Das heißt, das Entstehen von Symptomen, die wie die positiven Effekte einer Zuckerpille zum Erstaunen der Forscher als unspezifische Wirkungen auftraten. So antworteten in einer Studie zu einem Brechmittel 80% der Patienten, die zu der Placebo-Gruppe gehörten, dennoch mit Erbrechen. Vergleichbare Beobachtungen werden seitdem in fast allen placebo-kontrollierten Studien gemacht.

Eine Erweiterung erhielt der Begriff spätestens durch den Anthropologen Robert Hahn[149], der außerhalb des pharmakologischen Kontextes aus der anthropologischen Forschung von Fällen eines psychogenen Todes berichtete und die Kategorie der Erwartung in den

148 Kennedy W., The nocebo reaction. In: Med Exp Int J Exp Med. 95, 1961, S. 203–205.
149 Hahn R., The Nocebo Phenomenon: Concept, Evidence, and Implications for Public Health. In: PREVENTIVE MEDICINE 26, 607–611 (1997).

Vordergrund rückte: Die Erwartung von Krankheit und die damit verbundenen Affektzustände (vor allem Angst) können nach Hahn Symptome beziehungsweise Krankheit bis hin zum Tod erzeugen. Die Arbeitsdefinition von Hahn ist einfach und umfassend zugleich: „Der Nocebo-Effekt ist die Verursachung von Krankheit (oder Tod) durch Erwartung von Krankheit (oder Tod) und damit assoziierte Gefühlszustände." Nocebo-Effekte stellen aus diesem Grund nicht nur eine Beeinträchtigung für das Wohlbefinden dar, sie können vielmehr „eine echte Gefährdung" für den Patienten sein.[150]

Interessant ist eine Differenzierung bei Hahn, die zwei Formen unterscheidet: Eine spezifische Form, wo das Subjekt ein ganz bestimmtes negatives Ergebnis erwartet, das dann konsequenterweise auch eintritt. Als Beispiel nennt Hahn die Erwartung eines Patienten, bei einer Operation zu sterben, was dann auch wirklich eintritt – freilich nicht durch die Operation, sondern durch die Erwartung und die damit assoziierten Affekte des Patienten. Dem gegenüber steht eine generische Form, wo das Subjekt nur vage negative Erwartungen hat oder generell pessimistisch ist. Auch hier realisieren sich aus den Erwartungen bestimmte Symptome bis hin zu Krankheit und Tod, wobei diese nicht spezifisch erwartet worden sind.

Weit gefasst handelt es sich bei einem Nocebo- wie bei einem Placebo-Effekt auch um eine Assoziation, bei der sich eine negative Erwartungshaltung (unbewusst) mit einer Konditionierung verknüpft. Stimuli aus der Umwelt führen über die negative Erwartungshaltung zu negativen Reaktionen auf körperlicher und psychischer Ebene, ohne dass diese Reize sich auf einen konkreten Wirkstoff beziehen müssen, auf den die Reaktionen direkt zurückgeführt werden könnten. Nocebo-Effekte können also durch Medikamente mit spezifischen Wirkmitteln oder Placebos ohne spezifische Wirkmittel, durch echte Behandlungen oder Scheinbehandlungen, aber auch

150 Nina Zech et al., Noceboeffekte und Negativsuggestionen in der Anästhesie. In: Der Anaesthesist, November 2014, Volume 63, 816-824.

durch Informationen und Kommunikation bis hin zu Geräuschen und Gerüchen entstehen.

Wir vertreten hier einen erweiterten Nocebo-Begriff in Anlehnung an Hahn, ohne jedoch den engen Begriff (ungewollte negative Effekte von Placebos) zu vernachlässigen. Beide hängen eng miteinander zusammen. Voraussetzung ist immer eine zu Angst führende negative Erwartungshaltung des Patienten, die wiederum durch Information oder Kommunikation stimuliert worden ist. Die negative Erwartung benötigt keine selbstgemachten Vorerfahrungen, sondern kann durch bloße Information oder in einer toxischen Kommunikation entstehen. Der Begriff Kommunikation umfasst dabei nicht nur die direkte zwischenmenschliche Kommunikation, sondern auch die Medienkommunikation und die Selbstkommunikation (das innere Gespräch mit sich selbst) sowie schließlich die interne Kommunikation im psycho-biologischen System Mensch und die komplexen Wechselwirkungen mit der natürlichen Umwelt und der sozialen Umgebung. Angeregt werden kann Angst beziehungsweise eine negative Erwartungshaltung durch schriftliche Texte zu Wirkmitteln (insbesondere Beipackzettel von Medikamenten), aber auch durch die Gesprächsführung des Arztes. Darüber hinaus können durch Medien und systemische Faktoren (Umfeld, Co-Therapeuten) Stimuli für Nocebo-Effekte gegeben werden.

Ähnlich wie bei dem Placebo-Effekt deutet auch bei Nocebo-Effekten vieles darauf hin, dass diese „sogar dann funktionieren, wenn der Betroffene weiß, dass er getäuscht wird".[151]

151 Magnus Heier: Nocebo: Wer's glaubt wird krank: Wie man trotz Gentests, Beipackzetteln und Röntgenbildern gesund bleibt. Stuttgart 2012.

Merkmale von Nocebo-Effekten

In der medizinischen Fachliteratur zu Nocebo-Effekten wird unterschieden zwischen Nocebo-Effekt und Nocebo-Antwort. Ein Nocebo-Effekt wird zum Beispiel bei dem Experten für Psychosomatik Winfried Häuser und Kollegen[152] „auf den Rahmen klinischer Studien, bei denen im Placeboarm der Studie negative Effekte entstehen" begrenzt. Bei Nocebo-Effekten handelt es sich dann um Beschwerden im Rahmen einer Scheinbehandlung, die durch Suggestion und/oder negative Erwartungen des Patienten verursacht werden. Unter einer Nocebo-Antwort versteht man in der medizinischen Fachliteratur hingegen nur solche Beschwerden, die ohne (!) eine (Schein-)Behandlung beziehungsweise allein durch negative Erwartungen der Patienten und/oder negative Kommunikation der Behandler hervorgerufen werden.

Im Folgenden werden wir trotz dieser Unterscheidung in der medizinischen Fachliteratur wie beim Placebo-Phänomen nur von Nocebo-Effekten sprechen; denn die Merkmale von Nocebo-Effekten und Nocebo-Antworten sind eigentlich gleich, und in der Wirkung auf Betroffene gibt es ohnehin keinen Unterschied. Wichtige Merkmale von Nocebo-Effekten sind negative Reaktionen, die sowohl subjektiver Art (Unwohlsein, Übelkeit, Kopfschmerzen, Ermüdung, Leistungsabfall etc.) sein können, als auch objektiv messbare Symptome (Herzrate, Blutdruck, Temperatur etc.) betreffen. Die Symptome können zeitlich begrenzt sein, können sich aber auch chronifizieren, so dass das Entstehen von Erkrankungen begünstigt werden kann. Verbunden ist der Nocebo-Mechanismus immer mit Angst bei den Betroffenen, die einerseits durch die negative Erwartungshaltung gefördert wird und andererseits diese weiter stimuliert.

152 Häuser W., Nocebophänomene in der Medizin. Bedeutung im klinischen Alltag. In: Dtsch Ärztebl Int 2012; 109(26): 459-65.

Nocebo-Effekte lassen sich aber keineswegs auf psychologische Prozesse begrenzen, denn es handelt sich hierbei nicht um die Einbildung von Symptomen. Diese Effekte sind auch real, körperlich und messbar: „Die Erwartung manipuliert das Immunsystem – und macht anfällig für Krankheiten. Angst manipuliert Herz und Kreislauf – und kann zu akut bedrohlichen Zuständen führen."[153] Insbesondere panische Angst sowie das Gefühl des Kontrollverlusts setzen biochemische Prozesse in Gang und bewirken reale physiologische Veränderungen.

In der Forschungsliteratur wird beschrieben, dass viele Patienten mit bereits vorhandenen körperlichen Symptomen ihren Körper genau auf mögliche Symptomveränderungen beobachten. Die Erwartung dieser Symptome induziert nun eine bestimmte Gehirnaktivität, die die Perzeption dieser Symptome wiederum begünstigt.[154] Auf der Grundlage einer Analyse der Forschungsliteratur kann festgestellt werden, dass es sich bei Nocebo-Effekten „um komplexe psychoneurobiologische Phänomene (handelt), die sowohl Einfluss auf die Aktivität bestimmter Hirnregionen nehmen als auch auf periphere physiologische Prozesse".[155] Nocebo-Effekte sind also „körpereigene Reaktionen" zum Beispiel durch Schmerz und Entzündung[156]: Nocebo-bedingter Schmerz wird zwar nicht durch eine Noxe ausgelöst, ist aber für den Betroffenen genauso real. Gut erforscht ist in diesem Zusammenhang die analgetische Wirkung von Lachgas, die bei einer entsprechenden Suggestion (‚Die Substanz erhöht die Körperempfindungen') nicht nur aufgehoben wurde, „sondern in eine erhöhte Schmerzempfindlichkeit (...) gewandelt" werden konnte. „Wurde Carisoprodol, ein muskerelaxierendes Medikament, als Stimulans (Koffein) angekündigt, so war nicht nur die gefühlte Anspannung höher statt niedriger, auch die Plasmakonzentrationen der

153 Häuser W., Nocebophänomene in der Medizin. Bedeutung im klinischen Alltag. In: Dtsch Ärztebl Int 2012; 109(26): 459-65.
154 Rief, W. et al. The Power of Expectation – Understanding the Placebo and Nocebo Phenomenon. In: Social and Personality Psychology Compass 2/4 (2008): 1624–1637.
155 Online: http://placeboforschung.de/de/neurobiologie-von-placeboeffekten.
156 Zech et al., a.a.O.

Substanz und des Metaboliten Meprobamat waren niedriger als bei korrekter Ankündigung als Relaxans." Zech und Kollegen folgern daraus, „dass durch die Aufklärung nicht nur ein subjektives Empfinden verändert wurde, sondern die physiologische Aufnahme des oral gegebenen Medikaments".[157]

Die Konstruktion von Krankheit und Leid

Das Entstehen von Nocebo-Effekten stellt ein komplexes biopsychosoziales Phänomen dar. Zu diesem Phänomen gehören reale Beschwerden und Symptome sowohl auf psychologischer als auch auf physiologischer Ebene. Es können neue Symptome entstehen beziehungsweise bereits vorhandene Symptome können sich verschlimmern. Nocebo-Effekte können sogar bis zum psychogenen Tod führen. Sie werden angestoßen durch Stimuli beziehungsweise durch Einflüsse aus der Außenwelt. Äußere Stimuli können die Behandlung mit einem Medikament oder die Gabe von Placebos sein. Auch bei „echten" Behandlungen können Nocebo-Effekte vorkommen, die nicht durch das spezifische Wirkmittel an sich entstehen. Es sind Informationen sowie viele weitere Einflüsse aus der Umgebung wie Geräusche, Gerüche oder visuelle Reize, die auf uns einwirken können.

Zu den äußeren Stimuli gehört darüber hinaus alles, was Ärzte und das medizinische Personal bewusst oder unbewusst in der Interaktion mit dem Patienten machen, an Informationen und Kommunikation von sich geben oder was sie unterlassen (zum Beispiel Schweigen). Stimuli können zudem aus der Mitwelt, das heißt aus der Familie, der Arbeits- und Lebenswelt, kommen. Wir bezeichnen diese als systemische Faktoren. Direkte Einflüsse von Mitmenschen, die auf das Wohlbefinden des Patienten einwirken, werden in der Placebo-Forschung neuerdings auch als Nocebo-By-Proxy (das soziale Nocebo) bezeichnet. Wir haben dieses By-Proxy-Phänomen

157 Zech et al., a.a.O.

im Kapitel über Placebo-Effekte bereits vorgestellt. Für Nocebo-Effekte bedarf es noch weiterer Forschung. Alle diese Stimuli können jedenfalls in einer bestimmten Situation sowie unter bestimmten Bedingungen (Setting) Nocebo-Effekte anstoßen.

Aber Stimuli oder Einflüsse aus der Außenwelt *müssen nicht* unbedingt zu Nocebo-Effekten führen. Es besteht kein monokausales Verhältnis zwischen bestimmten Stimuli und Effekten. Das Wirken der äußeren Stimuli setzt ein bestimmtes Milieu voraus, in dem sie erst wirkmächtig werden können. Milieu meint hier die Innenwelt derjenigen, die den äußeren Stimuli ausgesetzt sind. Innere Stimuli sind vor allem die bei der Beschreibung von Placebo-Effekten bereits angesprochen Erwartungen und Konditionierungen. Im Zusammenhang mit Nocebo-Effekten handelt es sich dabei um negative Erfahrungen und Einstellungen, die sich bei manchen der Betroffenen bis hin zu kompletten Glaubenssystemen und einem kohärenten Weltbild entwickelt haben. Dieses Glaubenssystem beziehungsweise das kohärente Weltbild ist im Falle von Nocebo-Effekten nicht nur mit negativen Einstellungen und Erwartungen verbunden. Es wird auch noch durch Gefühle wie Angst, Hilf-, Hoffnungs- und Machtlosigkeit begleitet. Stimuli aus der Außenwelt werden entsprechend negativ gedeutet. Sie wirken in einem komplexen Wechselspiel mit den inneren Stimuli schließlich auf körperliche Empfindungen. Dabei ist es nicht entscheidend, ob diese ein messbares Korrelat auf der Körperebene haben oder als innere Vorstellung einen Stimulus bilden. Es kommt auf jeden Fall zu negativen Reaktionen sowohl auf körperlicher als auch auf psychischer Ebene. Im Falle des Placebo-Effektes haben wir es mit einem ganz ähnlichen Wirkmechanismus zu tun, der aber zu positiven Reaktionen führt.

Befindet sich ein Patient erst einmal in so einer negativen Spirale und erfährt bewusst körperliche und psychische Beschwerden beziehungsweise Symptome, so werden in der Innenwelt weitere negative Gefühle wie Angst, Hilf-, Hoffnungs- und Machtlosigkeit beim Patienten gefördert und weiter durch negative Gedanken sowohl bestätigt als auch begleitet – ein *Circulus vitiosus* beginnt. Die als real empfundenen Beschwerden bestätigen die negativen Erwartungen und Gefühle. Sie verstärken das kohärente Weltbild, das wiederum bestimmt, wie Impulse aus der Außenwelt zu deuten sind.

Weit gefasst, handelt es sich bei dem Wirkmechanismus sowohl von Placebo- als auch von Nocebo-Effekten um einen zyklischen Wirkprozess. Dieser Wirkprozess wird durch innere und/oder äußere Stimuli initiiert und kann sich sowohl verstärken als auch abschwächen. Die dabei entstehende Erwartungshaltung ist ein Begleiteffekt, der aus der unbewussten Konditionierung im Emotionssystem im untrennbaren Zusammenwirken mit dem Kognitionssystem entsteht. Alle äußeren Stimuli können nun wirken, ohne dass sie einen konkreten Wirkstoff enthalten, auf den die negativen Reaktionen direkt zurückgeführt werden könnten.

Besonders stark wirkt beim Nocebo-Effekt die Angst, die wir als evolutionär erste individuelle Emotion betrachten.[158] Angst wird in bestimmten Situationen (äußere und/oder innere Stimuli) durch unser Emotionssystem ausgelöst, was unserer bewussten Wahrnehmung aber nicht immer unmittelbar zugänglich ist. Wenn wir Angst (als etwas Unangenehmes) spüren, wird das zeitlich nachfolgende Kognitionssystem aktiviert, das die bewusst verarbeitete Bedeutung der Stimuli in einen kohärenten Zusammenhang zu bringen versucht. Dieser lautet – im Falle eines Nocebo-Effekts – früher oder später: *Ich bin krank. Ich bin bedroht* und vielleicht sogar: *Ich werde sterben.* Dieses Krankheits- beziehungsweise Bedrohungsbild festigt sich fatalerweise zu einem stimmigen kohärenten Weltbild; und dieses wirkt seinerseits wieder als innerer Stimulus auf das Emotionssystem (ohne Zugang zum Bewusstsein).

Der Nocebo-Effekt entsteht somit aus dem Zusammenwirken der äußeren und inneren Stimuli, die neuronale sowie biochemi-

158 Siehe dazu Richard Graf: Die neue Entscheidungskultur – Mit gemeinsam getragenen Entscheidungen zum Erfolg. München 2018.

sche Prozesse in Gang setzen und reale physiologische Veränderungen bewirken können. Als *Circulus vitiosus* schafft sich der Nocebo-Effekt seine eigenen neuronalen und emotionalen Strukturen, die als biologische Strukturen außerordentlich robust sein können und sich nicht mehr so leicht destabilisieren lassen. Haben sich diese Strukturen erst einmal herausgebildet, so wird das Kognitionssystem immer seltener aktiviert und der Wirkprozess bleibt der bewussten Wahrnehmung schließlich weitgehend unzugänglich: Die Konstruktion von Krankheit, Leid und Tod wird „erfolgreich" abgeschlossen.

Kann man vor lauter Angst sterben?

„Wenn wir Angst haben, krank zu werden, kann sich aufgrund der Angst und der daraus entstehenden Unsicherheit tatsächlich eine Krankheit aus dem Nichts entwickeln."

Die NLP-Praktiker Ian McDermott und Joseph O'Connor[159]

Dass negative Emotionen wie Angst in Verbindung mit negativen Erwartungen nicht nur für die Gesundheit schädlich sind, sondern außerordentlich wirkmächtig sein und sogar gesunde Menschen töten können, zeigt der Arzt und Medizinjournalist Werner Bartens[160] an einem authentischen Beispiel aus dem noch kolonialen Indien der 1930er Jahre:

„In Indien wurde in den 1930er Jahren ein erstaunliches medizinisches Experiment zugelassen. Opfer des Versuchs war ein Verbrecher, der zum Tod durch den Strang verurteilt war. Ein Arzt überzeugte den Gefangenen vor der Hinrichtung jedoch, dass es angenehmer für ihn sei, zu verbluten, da der Tod dann zwar nur langsam, aber dafür schmerzlos eintreten würde. Der Gefangene willigte ein, ließ sich an sein Bett fesseln und die Augen verbinden.

159 Ian McDermott und Joseph O'Connor, a.a.O.
160 Werner Bartens, S. 25.

Der Arzt hatte mehrere mit Wasser gefüllte Behälter vorbereitet, die er so an den vier Bettpfosten anbrachte, dass das Wasser zu Boden tropfte. Dort wurde es in Schüsseln aufgefangen. Der Mediziner ritzte die Haut des Gefangenen an Händen und Füßen ein, aber nur so geringfügig, dass er kaum verletzt wurde und kein Tropfen Blut zu Boden fiel. Im selben Moment, in dem er dem Mann in die Haut schnitt, ließ der Arzt das Wasser in die Schüsseln tropfen. Zuerst schneller, dann immer langsamer. Der Gefangene fühlte sich bald schwächer und schwächer. Der Arzt verstärkte diesen Eindruck noch, indem er einen monotonen Singsang anstimmte, der immer leiser wurde. Als alles Wasser in die Schüsseln getropft war, hörte der Arzt auf zu singen. Im Zimmer herrschte jetzt absolute Stille. Der Arzt war mit seinem Experiment am Ende und hatte den Eindruck, dass der Gefangene eingeschlafen oder gar in Ohnmacht gefallen war, obwohl es sich um einen gesunden jungen Mann handelte. Der Arzt irrte sich gewaltig. Der Gefangene war gestorben, dabei hatte er nicht einen einzigen Tropfen Blut verloren."

Tobias Esch[161], Arzt und Neurowissenschaftler, bestätigt aus neurobiologischer Sicht das krankmachende Potenzial negativer Gedanken auf unsere Gesundheit: „Schon die Angst vor der Krankheit kann tatsächlich krank machen." Esch beschreibt, was genau passiert, wenn negative Gedanken im Körper Stress verursachen. Wie wir bereits wissen, werden beim Placebo-Effekt unter anderem Opioide und Dopamin vermehrt durch die körpereigene Apotheke ausgeschüttet. Beim Nocebo-Effekt – so Tobias Esch – geschieht das Gegenteil, indem die Ausschüttung der Neurotransmitter gedrosselt wird. Dadurch wird das Schmerzempfinden gesteigert. Hirnscans belegen, dass die Schmerzzentren im Gehirn aktiviert werden: „Das kann so weit gehen, dass negative Erwartungen den Effekt von hochwirksamen Schmerzmitteln komplett aufheben. Gerade bei chronischen Erkrankungen, wenn Patienten schon viel ausprobiert

161 Tobias Esch: Der Selbstheilungscode. Die Neurobiologie von Gesundheit und Zufriedenheit. Weinheim/Basel 2017, S. 203-204.

haben, aber nichts richtig geholfen hat, werden die Befürchtungen oft zur selbsterfüllenden Prophezeiung. Je negativer ihre Erwartung an einen Schmerzreiz wird, desto schlimmer empfinden sie ihn dann auch." Esch weist weiter darauf hin, dass Ähnliches auch für das Immunsystem gilt, das durch negative Gedanken geschwächt werden kann.

Können uns bloße Informationen Schaden zufügen?

Ein beeindruckendes Beispiel für das Potenzial von bloßer Information als Stimulus für negative Wirkprozesse bietet eine Studie von Antonello Silvestri und Kollegen.[162] In dieser Studie geht es um erektile Dysfunktion im Kontext der Einnahme eines Betablockers. Gefragt wird, ob durch Information erektile Dysfunktion erzeugt beziehungsweise verstärkt werden kann. Männliche Patienten, denen ein Betablocker verordnet worden war, wurden in drei Gruppen eingeteilt: Die erste Gruppe erhielt keine Information darüber, dass sie einen Betablocker einnahm. Die zweite Gruppe bekam die Information, dass ein Betablocker verordnet wurde. Die dritte Gruppe wurde explizit darüber aufgeklärt, dass das Medikament als unerwünschte Nebenwirkung auch „gelegentlich" eine Störung der Erektion auslösen kann. Drei Monate später wurde in allen Gruppen die Häufigkeit einer erektilen Dysfunktion per Befragung erhoben. In der ersten Gruppe betrug sie 3,1 Prozent, in der zweiten Gruppe 15,6 Prozent und schließlich in der dritten Gruppe 31,2 Prozent. Eine spätere ähnlich angelegte Studie des Kardiologen Guiseppe Cocco[163] bestätigte die hier beschriebenen Ergebnisse der Studie von Silvestri. Laut dieser Studien kann erektile Dysfunktion also lediglich durch eine Information, die als

162 Silvestri A, Galetta P, Cerquetani E, Marazzi G, Patrizi R, Fini M, Rosano GM: Report of erectile dysfunction after therapy with beta-blockers is related to patient knowledge of side effects and is reversed by placebo. Eur Heart J. 2003 Nov; 24(21):1928-32.

163 Cocco G: Erectile dysfunction after therapy with metoprolol: the Hawthorne effect. Cardiology. 2009;112(3):174-7.

Stimulus ungünstige innere Wirkprozesse auslöst, erzeugt oder verstärkt werden.[164]

Die Anästhesistin Nina Zech und Kollegen[165] haben sich mit der Problematik medizinischer Aufklärung und nicht-intendierten Nocebo-Effekten ausführlich beschäftigt. Sie haben zahlreiche Studien ausgewertet, die zu ähnlichen Ergebnissen bei Chemotherapeutica, Aspirin und Betablockern kommen. Ihr Ergebnis lautet, dass im Zeitalter der Patientenautonomie durch eine gut gemeinte Aufklärung „genau die Nebenwirkungen induziert werden können, über die aufgeklärt wird: Gerade dadurch wird also die körperliche Unversehrtheit gefährdet." Unerwünschte Nebenwirkungen treten – so die Autoren – „manchmal allein schon dadurch auf, dass von Ihnen gesprochen wird". Allerdings entstehen sie nicht „durch die Information an sich, sondern vor allem durch eine induzierte negative Erwartungshaltung". Entscheidend für die Stärke des Nocebo-Effekts seien die „Wortwahl des Arztes" und der jeweilige Kontext.

Es ergibt sich auch an dieser Stelle wieder die interessante Frage, wie etwas wirken kann, das keinen klassischen Wirkstoff enthält. Welche Kräfte und inneren Prozesse verbergen sich hinter dem Wirken des vermeintlich Wirkungslosen? Steffen Schulz[166], ehemaliger Professor für Medizinische Informatik an der Berliner Charité, hat in seiner Monographie „Lebensinformation" versucht, Licht ins Dunkel zu bringen. Er sieht eine Lösung in der Klärung des wichtigen und in der modernen Medizin oft vernachlässigten Begriffs der *Information*. Information ist ein Begriff an der Grenze von Natur- und Geisteswissenschaft und verweigert sich einfachen Defi-

164 Interessant ist in dieser Hinsicht eine weitere Studie zur erektilen Dysfunktion, die starke positive Effekte der Behandlung der erektilen Dysfunktion lediglich durch Placebo aufzeigt. Siehe dazu de Araujo AC, da Silva FG, Salvi F, Awad MC, da Silva EA, Damião R: The management of erectile dysfunction with placebo only: does it work? J Sex Med. 2009 Dec;6(12):3440-8.

165 Zech N, Seemann M, Graf B.M., Hansen E: Nocebo-Effekte – Negativwirkungen der Aufklärung. In: Anästhesiol Intensivmed Notfallmed Schmerzther 2015; 50(1): 64-69.

166 Schulz S: Lebensinformation: Sinngebendes Prinzip einer Ganzheitsmedizin. Norderstedt: Books on Demand 2007.

nitionen im Rahmen eines monokausalen Weltbilds. Etymologisch betrachtet, kann Information vor allem als ein „form- und sinngebendes Prinzip" verstanden werden. Abgeleitet wird Information aus dem Lateinischen, wo *forma* „Gebilde, Gepräge, Gestalt" meint und *in-formare* dann so viel bedeutet wie „etwas eine Gestalt geben, etwas formen oder bilden".

Schulz bezieht sich weiter auf Norbert Wiener, den Begründer der Kybernetik, der auf den immateriellen Aspekt von Information hingewiesen hat: „Information ist Information, weder Materie noch Energie."[167] Dabei kann Information eigentlich alles sein: sogar das Nichts; denn auch einer Auslassung oder einer Lücke in der Kommunikation kann in einem bestimmten Kontext Bedeutung zugesprochen werden.[168]

Sprache, Schweigen, Stimme und nonverbale Kommunikation haben – dies sei hier noch einmal wiederholt – nicht eine Bedeutung an sich. Sie sind nur Träger beziehungsweise ein Vehikel von Informationen. Diesen wird erst nachfolgend eine Bedeutung gegeben – selbst dann, wenn etwas gar nicht explizit gesagt und intendiert worden ist. Ob etwas als Information wahrgenommen wird und als Stimulus etwas auslösen kann, hängt vom Angesprochenen beziehungsweise Rezipienten sowie dem gesamten Kontext der Kommunikation ab. Die Bedeutungen einer Information werden von jedem Menschen subjektiv konstruiert. In einigen Fällen werden sie auch mit dem Körper erlebt.

Zu unterscheiden ist, auf welcher Ebene beziehungsweise in welchem System Informationen als Stimuli von innen oder außen verarbeitet werden. Wir haben dazu bereits eine Differenzierung von

167 Wiener N: Cybernetics or Control and Communication in the Animal and the Machine. Cambridge. MIT Press 1961.

168 Wenn der Arzt während einer Untersuchung (z.B. beim Sonographieren) länger als ein paar Sekunden schweigt, kann gerade dieses Nichtsprechen vom ängstlichen Patienten mit negativer Bedeutung aufgeladen werden. Veränderungen in der Stimme oder im Blickkontakt erzeugen ebenfalls Bedeutung. Alles kann jederzeit bedeutungsvoll sein, auch wenn es explizit nicht ausgedrückt wird.

Emotions- und Kognitionssystem vorgenommen, wobei das Emotionssystem als schnell, das Kognitionssystem eher als langsam gilt. In einem neurologischen Prozess wird daher zunächst durch das Emotionssystem eine Bedeutung erzeugt. Erst danach entsteht eine weitere im Kognitionssystem, die mit der ersten Bedeutung zusammengebracht wird. Dabei ist es nicht ungewöhnlich, dass die Verarbeitung in beiden Systemen nicht kohärent ist. In Gedankenzyklen spielen nun mehrere Bedeutungen mit, die schließlich in eine finale Bedeutung münden. Als weitere Komponente kommt jetzt noch der Körper hinzu, der seinerseits eine Rückkopplung gibt, die wiederum auf eines der beiden Systeme wirken kann, so dass ein außerordentlich komplexer Wirkkreislauf in Gang gesetzt wird.[169]

Diesen Aspekt von Bedeutung zu verstehen, ist für die Interaktion zwischen Patient und Therapeut von besonderer Wichtigkeit. Sprache und auch nonverbale Kommunikation haben demnach keine konstante und kontextunabhängige sowie subjektübergreifende Bedeutung. Bedeutung ist immer konstruiert, bleibt subjektiv und ist außerordentlich vielschichtig, so wie etwas Flüchtiges. Daher ist das Dialogische in der Interaktion zwischen Arzt und Patient unverzichtbar. Nur ein Gespräch kann sicherstellen, was bei dem Patienten durch Information und Kommunikation ausgelöst wird, was ihn wirklich bewegt.

Was nun die Entstehung von Krankheiten und Symptomen betrifft, so können krankmachende Stimuli durch Informationen, durch verbale und nonverbale Kommunikation sowohl aus dem Außenleben als auch aus dem Innenleben eines Patienten kommen. Im Äußeren kommen sie durch Stimuli aus der Umgebung sowie durch Informationen und Kommunikation des Arztes. Im Inneren entstehen sie durch Gefühle und durch Gedanken sowie Einstellungen des Patienten. Fatal wird eine Situation, wenn sich äußere Stimuli und innere

169 An dieser Stelle kann dieser komplexe Mechanismus nicht weiter vertieft werden. Wir verweisen auf: Graf G: Die neue Entscheidungskultur – Mit gemeinsam getragenen Entscheidungen zum Erfolg. Carl Hanser Verlag, München 2018.

Wirkprozesse zyklisch auf eine negative Weise verstärken und auf längere Dauer wirken. Da Vorstellungen sowie Erinnerungen auf der einen Seite und Wirklichkeit auf der anderen Seite durch dieselben neuronalen Prozesse im menschlichen Gehirn erzeugt werden, können sprachlich vermittelte und bloß vorgestellte Inhalte als Stimuli dienen, die „Wirklichkeit" erzeugen.

Die Macht von Information und Kommunikation besteht also darin, dass diese in einem bestimmten Kontext und für eine bestimmte Person so bedeutungsgeladen oder bedeutungsstark werden können, dass sie wirkmächtige innere Prozesse auslösen. Die Wirkmacht eines einzelnen Wortes kann dabei so groß sein, dass es die Welt so erscheinen lässt, wie der Inhalt des Wortes es vorgibt.

Der Schweizer Wissenschaftler und Psychotherapeut Gerry Schmid weist in einem Artikel unter der Überschrift „Bewusstseinsmedizin" nach, dass „die (bewusste und unbewusste) Verarbeitung von Information im lebenden Organismus" beziehungsweise „die eigene Vorstellungskraft" im Zusammenspiel mit „metabolischen, neurologischen, endokrinen und immunologischen Informationsprozessen sowohl zu Genesung als auch zu Krankheit und sogar bis zum Tod führen kann".[170] Er zeigt auf, dass durch eine passende therapeutische Kommunikation negative Stimuli nicht nur aufgelöst und verhindert, sondern sogar in positive Stimuli umgekehrt werden können. Von besonderer Bedeutung sind dabei eine „gesundheitsfördernde Grundhaltung" und eine „wohlgeformte Kommunikation" aufseiten der Patienten und Therapeuten.

170 Schmid G.B. Bewusstseinsmedizin: Psychogene Heilung durch Vorstellungskraft. In: Suggestionen: Forum der Deutschen Gesellschaft für Hypnose und Hypnotherapie 2013, 6-40.

Die Brisanz des Nocebo-Phänomens

Hinweise auf Nocebo-Effekte im klinischen Alltag finden sich immer häufiger in medizinischen Studien, aber auch außerhalb der Medizin. Es ist offensichtlich, dass Nocebo-Effekte Leid bei Patienten auslösen, die Arbeit von Ärzten erschweren und schließlich immense Kosten für die Gesundheitssysteme verursachen. Die gesellschaftliche Bedeutung des Nocebo-Phänomens sei daher kurz am Beispiel der Arzneimittel gestreift, bei denen bereits Schätzungen vorliegen. Mehr oder weniger starke Nocebo-Effekte sind in der Forschungsliteratur nicht nur für Scheinmedikamente (Placebos) gut belegt, sondern auch für Medikamente mit spezifischen Wirkstoffen, bei denen in der klinischen Praxis ebenfalls unerwünschte schädliche Nebenwirkungen beobachtet werden können, die nicht unmittelbar von den Wirkstoffen im Medikament herrühren müssen. Vielmehr kann ein Teil der Nebenwirkungen sowie ausbleibende Compliance auf den Nocebo-Mechanismus zurückgeführt werden. Arthur Barsky und Kollegen gehen für die USA davon aus, dass ca. 89% der durch Nebenwirkungen verursachten Kosten von Medikamenten auf das *Konto Nocebo* gehen.[171] Nach Michael Strausz von DocCheck belaufen sich die Kosten in Deutschland auf zwei bis drei Milliarden Dollar im Jahr.[172] Über mögliche Kosten des Nocebo-Phänomens im weitesten Sinne gibt es allerdings bislang überhaupt keine Schätzungen.

Das Unbehagen über den gewaltigen Schaden von Nocebo-Effekten verknüpft sich bei einigen Medizinern mit einer gewissen Ratlosigkeit, wie diese Effekte im Rahmen des alten „Maschinenparadigmas" (der Mensch als Maschine) erklärt werden können. So wird etwa

171 Barsky, Arthur J et al. "Nonspecific medication side effects and the nocebo phenomenon." *JAMA* vol. 287,5 (2002): 622-7. doi:10.1001/jama.287.5.622.

172 Strausz M., Nocebo: Der böse Bruder von Placebo. Doccheck, 20. September 2012. Online: https://www.doccheck.com/de/detail/articles/6961-nocebo-der-bose-bruder-von-placebo?utm_source=www.doccheck.com&utm_medium=DC%2520Search&utm_campaign=DC%2520Search%2520content_type%253Aall&utm_content=DC%2520Search%2520nocebo.

nach einer „Nocebo-Persönlichkeit“ beziehungsweise einer „genetischen Disposition“ betroffener Patienten gesucht sowie nach möglichen Prädiktoren und bestimmten Indikationen, die Nocebo-Effekte besonders zu befördern scheinen. Auf dieser Grundlage ließen sich betroffene Patienten pathologisieren und sodann – als Triumph des „Maschinenparadigmas“ und pharmakologischen Modells – medikamentös therapieren. Dass eine erneute Medikation auch wieder das Risiko in sich bergen könnte, einen weiteren Nocebo-Effekt zu forcieren, bleibt in diesem Ansatz unerwähnt.

Sichtbar wird damit einerseits die Brisanz des Nocebos für die konventionelle Medizin und die Chance für ein ganzheitliches Denken auf der Grundlage des biopsychosozialen Modells andererseits. Dass Menschen sich über ihr Bewusstsein und ihren Geist krank, aber eben auch gesund machen können, ist nämlich keineswegs etwas Pathologisches, sondern es erklärt sich durch das gleichzeitige Dasein des Menschen als Natur- und Kulturwesen.[173] Der Nocebo-Effekt ist ein Beweis für die Wirkkraft innerer Prozesse, die durch wirkstofffreie Stimuli ausgelöst werden können. Konsequent zu Ende gedacht, können die Wirkfaktoren so ausgerichtet werden, dass sie den Prozess der Selbstheilung aktivieren, also in einen Placebo-Effekt transformiert werden.

---

173 Schröder H., Medizin und Bewusstsein. Auf dem Weg zu einer Kulturheilkunde? In: Galuska J. (Hrsg.) Bewusstsein – Grundlagen, Anwendungen und Entwicklung. Berlin: Medizinisch Wissenschaftliche Verlagsgesellschaft; 2014.

7 Ein neuer Begriff und ein neues Narrativ: Der Valebo-Effekt

> *„Jede Heilung ist Selbstheilung, und Selbstheilung ist mithilfe der Vorstellungskraft erlernbar.“* – „Health is a matter of mind as well as a question of body when imagination becomes biology.“
>
> Der Schweizer Psychotherapeut Gary Bruno Schmid[174]

> *„Wir wollen keineswegs den Einfluss des Leiblichen auf das Geistige leugnen. Aber ebenso auffallend, ja noch größer ist die psychische Macht des Geistes über das Leibliche. Sie kann Krankheiten erregen und heilen. Ja sie kann töten und lebendig machen.“*
>
> Der Arzt und Direktor der Berliner Charité Christoph Wilhelm Hufeland (1762-1836)[175]

Eine Geschichte aus dem Alten Ägypten[176]

Wir beginnen das abschließende Kapitel mit einer Geschichte aus dem Alten Ägypten. Der Schriftsteller Mika Waltari lässt in seinem historischen Roman „Sinuhe der Ägypter“ den ägyptischen Arzt Sinuhe (1390-1335 vor Christus) zu Wort kommen. Sinuhe erzählt aus seiner Kindheit, in der er von seinem Vater auf den Arztberuf vorbereitet wird:

174 Schmid G.B. Bewusstseinsmedizin: Psychogene Heilung durch Vorstellungskraft. In: Suggestionen: Forum der Deutschen Gesellschaft für Hypnose und Hypnotherapie 2013, 6-40.

175 Immanuel Kant: Von der Macht des Gemüts, durch den bloßen Vorsatz seiner krankhaften Gefühle Meister zu sein. Herausgegeben und mit Anmerkungen versehen von C. W. Hufeland. Leipzig und Wien. Bibliographisches Institut: 1824.

176 Mika Waltari: Sinuhe der Ägypter. Historischer Roman. Köln 2014.

Immer, wenn ein neuer Patient erschien, sah ich aufmerksam zu, wie mein Vater ihn untersuchte und befragte, bis er schließlich sagte: „Die Krankheit kann geheilt werden", oder: „Ich werde die Behandlung übernehmen." Aber es gab auch Patienten, die zu behandeln er sich nicht imstande sah. Dann schrieb er einige Zeilen auf einen Streifen Papyrus und schickte sie damit zum Tempel beim Haus des Lebens. Wenn ein solcher Patient gegangen war, seufzte er gewöhnlich, schüttelte den Kopf und sagte: „Armes Ding!"

Nicht alle Patienten meines Vaters waren arm. (...). So war ich nicht verwundert, als eines Tages auch die Frau eines Gewürzhändlers zur Behandlung erschien. Sie trug reichlich Schmuck, und ihr Kragen funkelte von Edelsteinen. Sie jammerte und klagte über vielerlei Beschwerden, und mein Vater hörte ihr aufmerksam zu. Ich war sehr enttäuscht, als er schließlich ein Blatt Papier nahm, um etwas aufzuschreiben, denn ich hatte gehofft, er könnte diese Patientin heilen. Das hätte nämlich bedeutet, dass er als Arzthonorar mancherlei Delikatessen erhalten hätte. Deshalb seufzte ich, schüttelte den Kopf und murmelte vor mich hin: „Armes Ding!"

Die Kranke zuckte erschrocken zusammen und blickte meinen Vater furchtsam an. Doch mein Vater schrieb auf das Blatt eine Reihe altertümlicher Schriftzeichen und Bilder von einer zerschlissenen Papyrusrolle ab, goss Öl und Wein in ein Mischgefäß, befeuchtete das Blatt darin, bis die Tinte sich in dem Wein aufgelöst hatte, schüttete die ganze Flüssigkeit in einen Lehmkrug und gab ihm dann der Frau des Gewürzhändlers. Er riet ihr, sofort von dieser Arznei zu trinken, wenn Sie wieder Kopfschmerzen oder Magenbeschwerden bekäme. Nachdem sie gegangen war, schaute ich meinen Vater fragend an. Er schien verlegen, hüstelte und sagte: „Es gibt zahlreiche Beschwerden, die durch Tinte, mit der ein kraftvoller Zauberspruch geschrieben worden ist, geheilt werden können."

Mehr sagte er nicht, sondern murmelte nach einiger Zeit nur vor sich hin: „Jedenfalls wird ihr diese Arznei nicht schaden."

Placebo: Ein irreführender Begriff

Nimmt man diese Geschichte ernst, dann kannten schon die ägyptischen Ärzte die Macht des Wortes und des Rituals sowie die Wirkkraft des Placebo- und Nocebo-Effektes. Bereits damals ging es darum, Nocebo-Effekte zu vermeiden und Placebo-Effekte zu fördern. Anscheinend waren die Ärzte der Antike sich aber bewusst, was sie taten, und sie taten es in einem gut inszenierten Rahmen. Wir haben im vorliegenden Buch zeigen können, dass der Placebo-Effekt auch heute zum Alltag der Medizin gehört und viel zu lange als Störgröße und Exotikum behandelt wurde. Um es noch einmal in aller Deutlichkeit zu sagen: Ein Teil der Wirkung auch der modernen Medizin beruht auf Placebo-Effekten, so dass der Verdacht geäußert werden darf, dass sie sich mit fremden Federn schmückt. Dieser Teil ist so bedeutend, dass Mediziner, die sich damit in Forschungsprojekten beschäftigen, auf etwas Wichtiges hinweisen: Placebo-Effekte dürfen allein aus ethischen Gründen Patienten nicht vorenthalten werden. Der aus diesen Projekten entstandene Begriff *Placebo 2.0* ist vielversprechend und lässt hoffen, dass die Placebo-Forschung vielleicht sogar zu einem Paradigmenwechsel in der Medizin beitragen kann.

Ein solcher Paradigmenwechsel ist dringend erforderlich, denn die moderne Biomedizin übersieht beziehungsweise verkennt durch ihre einseitige Orientierung auf pharmakologische Wirkmittel die Essenz einer jeden Heilung: die Selbstheilung. Sie tut sich außerordentlich schwer mit diesem wichtigen Grundbegriff der traditionellen Heilkunst, denn eine Haltung der Demut liegt ihr fern. Moderne Biomedizin will nicht zuwarten, sie möchte messen und objektivieren, diagnostizieren und prognostizieren sowie schließlich kontrollieren und reparieren. Sie neigt dazu, natürliche Entwicklungen und Lebensabschnitte zu pathologisieren und zu medikalisieren. Der antike Arzt hingegen sah seine Rolle vor allem darin, Impulse zu geben sowie einen Rahmen zu schaffen, in dem Heilung geschehen kann. Sein Handeln fand zu einem passenden Zeitpunkt statt und war von dem berühmten Dreisatz geprägt: Vor allem nicht schaden! Zweitens achtsam sein! Und drittens heilen. Das Vertrauen in die Prozesse der Selbstheilung war noch ungebrochen, der Arzt konnte sich als eine Art Hebamme verstehen.[177]

Die Erkenntnisse der Placebo-Forschung der letzten Jahre haben nun in beeindruckender Weise zeigen können, dass nicht nur stoffliche Mittel Impulse für Heilprozesse bilden können. Reale Effekte können auch durch Erwartungen und Erfahrungen sowie durch Einstellungen der Patienten ausgelöst werden. Möglich ist dies durch das, was wir in diesem Buch *Bedeutungsgebung* genannt haben. Placebo-Effekte haben wir vor diesem Hintergrund damit erklärt, dass Patienten einer Behandlung beziehungsweise einem Wirkmittel eine bestimmte Bedeutung geben, so dass es wirkmächtig werden kann. Die US-Amerikanische Psychologin Ellen Langer von der Harvard University hat daher eine wichtige Unterscheidung getroffen: Auf der einen Seite ein traditionelles Placebo und auf der anderen Seite ein wirksames Placebo. Sie meint damit, dass im Falle des traditionellen Placebos das Bewusstsein des Patienten getäuscht wird – im Falle des wirksamen Placebos aber das Bewusstsein beziehungsweise der „Geist" des Patienten bewusst herangezogen wird.[178] Gemäß Ellen Langer bewirkt ein traditionelles Placebo gar nichts; und im Falle des wirksamen Placebos bewirken *wir selbst* die Besserung. Ellen Langer geht aber noch weiter und schließt nicht aus, „dass die meisten Medikamente nicht so unverzichtbar sind, wie wir bisher angenommen haben".[179]

Die große Wirkmacht des Placebo-Effekts ist nur erklärbar – und dies sei daher noch einmal wiederholt – durch das Konzept der

177 Siehe dazu: Hartmut Schröder und Christoph Quarch: Heilende Worte. Therapeutische Kommunikation in Antike und Gegenwart. In: Rhetorik. Ein internationales Jahrbuch, Band 37, Heft 1, Seiten 94-110.

178 Ellen J. Langer: Mindfulness: das Prinzip Achtsamkeit. Die Anti-Burnout-Strategie. München 2015. S. 176-183.

179 Ellen J. Langer: Die Uhr zurückdrehen? Gesund alt werden durch die heilsame Wirkung der Aufmerksamkeit. Über die Chancen der Veränderlichkeit aller Lebensprozesse. Paderborn 2011. S. 169.

Selbstheilung und den Begriff des „inneren Arztes“. Im einleitenden Kapitel haben wir dazu Albert Schweitzer zu Wort kommen lassen, den der Journalist Norman Cousins danach fragte, wie jemand nach der Behandlung „durch einen afrikanischen Medizinmann überhaupt hoffen könne, gesund zu werden“. Die Antwort von Albert Schweitzer war die Enthüllung eines Geheimnisses, „das die Ärzte schon seit Hippokrates mit sich herumtrügen“: „Wir sind dann am erfolgreichsten, wenn wir dem Arzt, der in jedem Patienten steckt, die Chance geben, in Funktion zu treten.“ Norman Cousins kommentierte diesen Hinweis von Schweitzer mit einem gewichtigen Satz: „Das Placebo ist der Arzt in uns selbst.“[180]

Wenn das Placebo der Arzt in jedem einzelnen Patienten ist, dann hängt eben von diesem auch ab, ob ein Placebo-Effekt entsteht oder nicht. Es hängt auch von diesem ab, ob ein Nocebo-Effekt entsteht oder nicht. Letztendlich „entscheidet“ der betroffene Patient selbst, wie der „innere Arzt“ in ihm wirkt. Dementsprechend wäre es wichtig, dass diese innere Kompetenz von Patienten durch Ärzte, Therapeuten und Kontexte in jeder Hinsicht positiv gefördert wird. Ziel sollte ein echtes Patienten-Empowerment sein. Der berühmte Kardiologe und Nobelpreisträger Bernard Lown (1921-2021) fordert in dieser Hinsicht, dass der Patient das Kommando führt, nachdem er durch die moderne Medizin „immer mehr zum Liliputaner geworden“ ist. Eine These von Lown lautet sogar, „dass ein echtes, unverfälschtes Interesse am Patienten die Gesundheitskosten drastisch reduzieren und eine größere Zahl an geheilten Patienten und zufriedeneren Ärzten zur Folge haben würde“.[181]

Ein Paradigmenwechsel in der Medizin steht dringend an und hängt mit dem Thema der Placebo-Effekte beziehungsweise der Selbstheilung eng zusammen. Es ist wohl kaum zu erwarten, dass ein solcher Wechsel aus der Medizin selbst erfolgen wird. Die Verquickung von Biomedizin und Gesundheitswirtschaft hat einen me-

180 Norman Cousins 1981, a.a.O., S. 66.
181 Bernard Lown 2015, a.a.O., S 216.

dizinisch-industriellen Komplex entstehen lassen, der kein Interesse an Selbstheilung hat: Denn mit Selbstheilung ist kein Geld zu verdienen! Es wundert daher nicht, dass wichtige Anstöße für eine neue Sicht auf das Placebo-Phänomen und die Selbstheilung aus dem nicht-ärztlichen Bereich gekommen sind. Zu nennen sind hier der Anthropologe und Ethnologe Daniel Moerman, die Sozialpsychologin Ellen Langer, der Medienwissenschaftler Martin Andree und in besonderer Weise der Chiropraktiker und Neurowissenschaftler Joe Dispenza mit seinem wegweisenden Buch „Du bist das Placebo. Bewusstsein und Materie".[182]

Daniel Moerman kritisierte bereits 2002 in seinem Buch „Meaning, medicine, and the placebo effect" den Begriff Placebo-Effekt. Er bezog sich dabei auf das bereits mehrmals angesprochene Paradox, dass etwas, was keine Wirkung haben kann (nämlich das Leermedikament), nun doch (durch die Wortschöpfung Placebo-Effekt) eine Wirkung zugesprochen bekommt. Aus diesem Grund möchte er den Begriff Placebo-Effekt durch „meaning response" (Bedeutungswirkung) ersetzen. Die Bedeutungswirkung ist nach Moermann „die psychologische und physiologische Wirkung der Bedeutung bei der Behandlung einer Krankheit".[183]

Weder in der medizinischen Forschung zu Placebo-Effekten noch in der Berichterstattung in den Medien hat sich der Vorschlag von Moerman durchgesetzt. Im deutschen Sprachraum bezieht sich allerdings Martin Andree auf das Konzept, das er mit seinen Beiträgen wesentlich weiterentwickelt hat. Wir werden darauf noch näher eingehen und einen eigenen Vorschlag für einen neuen Begriff machen. Dieser sollte einerseits möglichst genau die Essenz des Placebo-Effekts zum Ausdruck bringen und andererseits Anschluss an die bereits etablierten Wörter Placebo und Nocebo finden. Nicht ausreichend scheint uns der Begriff Placebo 2.0 zu sein, der im Umfeld der Projekte entstanden ist, die von der Deutschen Forschungsge-

182 Joe Dispenza: Du bist das Placebo. Bewusstsein und Materie. Burgrain 2014.
183 Daniel Moerman 2002, a.a.O., S. 14.

meinschaft gefördert werden. Er deutet zwar zaghaft einen Paradigmenwechsel an, geht aus unserer Sicht aber nicht weit genug. Ein echter und nachhaltiger Paradigmenwechsel sollte von der Kraft der Selbstheilung ausgehen, das Konzept der Bedeutungswirkung mit dem Konzept der Imagination verbinden und ein neues Narrativ zur Rolle des Patienten in der Heilung vertreten. Das passende Wort dafür ist – so unser Vorschlag – *Valebo.*

Die Rückbesinnung auf die Kraft der Selbstheilung

Selbstheilung verstehen wir als Fähigkeit des Körper-Geist-Systems, die jeweils erforderlichen Selbstregulationsprozesse in Gang zu setzen, um uns gesund zu halten oder uns wieder gesund werden zu lassen. Eine Rückbesinnung auf die Kraft der Selbstheilung bedeutet, dass wir ihr Potenzial bewusst anerkennen und wieder Zugang zu ihr bekommen. Damit geht es um unsere Selbstwirksamkeit. Sie ist die innere Überzeugung sowie der Glaube (an sich selbst), dass herausfordernde Situationen und Umstände gemeistert werden können und wir die notwendigen Ressourcen dafür zur Verfügung haben.

Wir nehmen also das Selbstheilungspotenzial des Körpers als Ressource wahr und wissen, dass wir dieses Potenzial durch unsere Handlungen und Mindsets beziehungsweise durch unseren gesamten Lebensstil aktivieren können. Wie in der Placebo-Forschung gezeigt wird, ist die Erwartung eine grundlegende Komponente für die Anregung von Placebo-Effekten oder eben einer angeregten Selbstheilung, so dass sich sogar ein ganzes Forschungsprojekt dem Thema widmet (*Treatment Expectation* siehe Kapitel 4). Wir sehen das Potenzial der Selbstheilung jedoch nicht als additives Werkzeug an, sondern stellen diese Fähigkeit des Köpers wieder ins Zentrum.

Wenn Ihnen jetzt einzelne Krankheiten oder Situationen durch den Kopf gehen, bei denen Selbstheilung auf gar keinen Fall möglich sein kann, dann sind wir genau bei einem der kritischsten Punkte angelangt. Wir reden beispielsweise nicht von Unfällen oder akuten Knochenbrüchen, wobei auch hier durch den Arzt die Knochen in die richtige Position gebracht werden, wonach der Körper dann die weitere Arbeit übernimmt. Zur Wahrnehmung des Selbstheilungspotenzials möchten wir Ihnen das folgende Beispiel geben:

Glücklicherweise wird in der bereits genannten Kaptchuk-Studie zur offenen Placebo-Gabe bei Reizdarmsyndrom (siehe Kapitel 4) eine Probandin (Ann Embrescia) interviewt.[184] Die Probanden der Studie wussten, dass sie ein Placebo erhalten. Ann Embrescia berichtet im Interview über die folgende Situation: Sie sei sehr skeptisch gewesen und glaubte nicht an den Erfolg, als sie erfuhr, dass sie mit einem Placebo behandelt wurde. Zu ihrer Überraschung war die Behandlung erfolgreich, so dass die Schmerzen und alle weiteren Symptome verschwanden. Nach Beendigung der Studie kamen bei der Probandin jedoch die Symptome zurück, weil sie nun keine Placebo-Tabletten mehr zu sich nahm. Daraufhin begab sie sich auf die verzweifelte Suche nach ähnlichen Tabletten, fand jedoch nichts Vergleichbares. Kaptchuk selbst berichtet in einem darauffolgenden Interview, dass viele weitere Probanden mit Abschluss der Studie nach den Placebo-Tabletten verlangten. Die Abgabe dieser Placebo-Tabletten wurde jedoch von der Ethikkommission nicht bewilligt, da die „Tabletten“ nur für diese Studie zugelassen waren. Obwohl die Probanden wussten, dass sie mit einem Placebo behandelt worden waren, verlangten sie dennoch nach genau diesen Leertabletten.

Es ist zunächst irritierend, dass Menschen, die sich bewusst sind, dass sie ein Placebo erhalten haben, so verzweifelt nach diesem Placebo verlangen. So könnte doch die tägliche Einnahme eines Teelöffels Milchzucker aufgrund der Menge der Substanz mehr überzeugen. Was war passiert? Die Probanden sahen nicht, dass die Mobilisierung der Selbstheilungskräfte ihres eigenen Körpers zu

184 Wissensmagazin Einstein: Das Geheimnis des Placebo-Effektes. (2016) Online: https://www.srf.ch/play/tv/einstein/video/das-geheimnis-des-placebo-effektes?id=3df005be-e3d2-47e0-b287-9a38717f560c&expandDescription=true (zuletzt gesehen: 01.04.22) 23 min

den Verbesserungen führte. Sie brauchten das gewohnte Ritual der Einnahme eines materiellen „Medikaments" zur Erzeugung einer Erwartungshaltung, so dass sich die Symptome verbessern konnten. Es passt schlichtweg nicht in das gewohnte Weltbild, in dem wir beispielsweise körperliche Leiden mit pharmakologischen Substanzen heilen (müssen).

In dem geschilderten Fall fehlen zudem eine Referenzerfahrung beziehungsweise eine Selbstwirksamkeitserfahrung oder andere Überzeugungsleistungen, die bestätigen, dass solche Dinge möglich sind. Ansonsten versuchen Menschen genauso wie die Probandin etwaige Lösungen innerhalb gewohnter Denkweisen zu finden. Wir haben somit einen Denkrahmen und sind verblüfft und verwundert darüber, dass die vermeintlich wirkungslose Täuschung der Placebo-Tablette helfen kann. Der selbstwirksame Mensch aber wird zum Experten in eigener Sache, wenn er um sein Einflusspotenzial weiß.

Ein Denkrahmen oder *Mindset* fasst die bereits im vorliegenden Buch genannten inneren Einflussfaktoren wie Assoziationen zu einem Thema, Einstellungen, Glaubenssätze oder Erwartungen zusammen. Mindsets können durch die Gesellschaft, die Familie oder durch individuelle Vorerfahrungen in verschiedenen Kontexten entstehen. In Bezug auf eine medizinische Behandlung können sie direkt vom behandelnden Arzt geprägt werden. Mindsets beeinflussen unsere Wahrnehmung und Bedeutungsgebung in Bezug auf eine bestimmte Situation. Die Stanford-Psychologin Alia Crum und ihre Kollegen[185] geben diesbezüglich ein Beispiel zu einem negativen Mindset bei einer Krebserkrankung. Die Krebserkrankung wird in dem Fall als eine Katastrophe wahrgenommen. Im Mindset gibt es laut Crum verschiedene Erwartungen. Zum Beispiel, dass die Behandlung sehr schmerzhaft sein wird und man das Leben nicht mehr genießen kann oder nicht in der Lage ist, mit der Krankheit

185 Zion, Sean R, and Crum, Alia J. "Mindsets Matter: A New Framework for Harnessing the Placebo Effect in Modern Medicine." *International review of neurobiology* vol. 138 (2018): 137-160. doi:10.1016/bs.irn.2018.02.002

umzugehen. Nach Crum ist es wichtig, Mindsets zu verstehen, weil sie einen Einfluss auf den Behandlungsprozess haben. Das heißt, sie beeinflussen sowohl das subjektive Wohlbefinden als auch objektive Messdaten zum Gesundheitszustand.

Ein Beispiel für einen neuen Denkrahmen gibt auch der Neurowissenschaftler Joe Dispenza. Er ist ein Vorreiter für die direkte Nutzung der Selbstheilungskraft. In seinem Buch „Du bist das Placebo. Bewusstsein wird Materie" bezieht er sich auf Erkenntnisse aus der Placebo-Forschung und nutzt das Narrativ des Placebos, um dem Leser das Potenzial der Selbstheilung des Körpers wieder bewusst zu machen. Der Mensch verkörpert demnach das Placebo und ist selbst in der Lage, auf seinen Körper einzuwirken sowie sich zu heilen. Die Arbeit von Dispenza geht aber weit über die Placebo-Forschung hinaus. Im Vorwort zum Buch von Dispenza schreibt der preisgekrönte Autor und Neurowissenschaftler Dawson Church: „Wenn wir erst einmal verstehen, wie unser Körper sich selbst erneuert, können wir uns diese physiologischen Prozesse willentlich zunutze machen und Anleitungen schicken: an die Hormone, die unsere Zellen synthetisieren, die Proteine, die sie aufbauen, die Neurotransmitter, die sie produzieren, und die Nervenbahnen, über die sie Signale schicken. (…) Dr. Joe lehrt uns, wie wir diesen Prozess [des Auf- und Abbaus von Nervenverbindungen im Gehirn] willentlich steuern und uns damit sozusagen ans ‚Steuer' setzen können, also Einfluss nehmen, anstatt passive Beifahrer zu sein."

Dispenzas eigene Krankheitsbewältigung dient als Vorbild für seine Leserschaft. Er beschreibt, wie er nach einem schweren Unfall und der dadurch entstandenen Lähmung die Verantwortung für seine Gesundheit übernahm und den Körper zur Selbstheilung bewegen konnte. Von dieser Erfahrung geprägt, widmete er sich dem Studium der Spontanremissionen, der Neuroplastizität des Gehirns, der Epigenetik und der Psychoneuroimmunologie. Dispenza gibt frei vom gängigen medizinischen Behandlungsrahmen Selbstheilungs-Workshops. Die auf den sozialen Medien veröffentlichten persönlichen

Heilungserfahrungen seiner Teilnehmer geben beeindruckende Beispiele der Selbstheilungskräfte unseres Körpers.

Um aus dem Krankheitszustand herauszutreten, muss ein neues Mindset entstehen, womit wir gleichzeitig vorherrschende Denkmuster über Bord werfen. Das Narrativ der Selbstheilung basiert auf der Verknüpfung von Körper und Geist beziehungsweise auf dem „Mind-Over-Matter"-Prinzip – um es mit den Worten der US-Amerikanischen Ärztin und Autorin Lissa Rankin zu beschreiben. Vor allem in der heutigen Zeit und im „westlichen Kulturkreis" sind wissenschaftliche Erkenntnisse durch Studien und Untersuchungen das Mittel der Beweisführung und damit nach unserer Definition auch ein „Überzeugungsmedium". Studien und wissenschaftliche Erkenntnisse haben eine immense Macht auf unsere Erwartungshaltung und unsere Glaubenssätze; und gerade diese Studienlage zeigt ganz klar das Selbstheilungspotenzial auf, welches wir zur Diskussion stellen. Der Titel des Buches von Lissa Rankin lautet daher: „Warum Gedanken stärker sind als Medizin: Wissenschaftliche Beweise für die Selbstheilungskraft".[186]

Die Erkenntnisse der Psychoneuroimmunologie und der Neuroplastizität des Gehirns sowie die Möglichkeiten der modernen bildgebenden Verfahren sind Voraussetzungen dafür, Zusammenhänge sichtbar und verstehbar zu machen. Innovative Wissenschaftsgebiete wie die Psychoneuroimmunologie zeigen die Interdependenz zwischen körperlichen und mentalen Vorgängen auf. Neuroplastizität beinhaltet die fundamentale Erkenntnis, dass Neuronen formbar bleiben und sich der Körper top-down sowie bottom-up auf Veränderungen einstellen kann. Damit in Verbindung steht die Aufhebung der Ohnmacht durch eine irreversible Prägung des Körpers, die die Möglichkeit einer Heilung von vornherein ausschließt. Bildgebende Verfahren bieten die Möglichkeit, Gehirnaktivitäten nachzuvollziehen. Damit wird auch die psychophysische Wirkmacht von Placebos

186 Lissa Rankin: Warum Gedanken stärker sind als Medizin: Wissenschaftliche Beweise für die Selbstheilungskraft. München 2014.

beziehungsweise von Kontextfaktoren beweisbar. Das heißt, der heutige Entwicklungsstand sowie der aktuelle Zeitgeist schaffen erst die Möglichkeit, Selbstheilung auch auf Basis der Placebo-Forschung in dieser Art und Weise beschreiben zu können.

Ein kleiner Exkurs zur Selbstregulation außerhalb der Medizin

Unser Mindset hat auch außerhalb therapeutischer Interventionen auf unseren Körper eine Wirkung. Betrachten wir Placebo-Effekte außerhalb der Medizin, so sind sie nicht auf körperliche Krankheitssymptome beschränkt. Damit erweitert sich der Begriff der Selbst*heilung* hin zur angeregten Selbstregulation.

Ein Beispiel gibt uns die Studie von Alia Crum und ihren Kollegen mit dem prägnanten Titel „Mind over Milkshake (…)“.[187] · Getestet wurde die Reaktion des Körpers auf Informationen in Verbindung mit dem Verzehr eines Milchshakes. In der Studie wurden die Probanden in zwei Gruppen eingeteilt und erhielten alle einen Milchshake mit 380 Kalorien. Eine Gruppe bekam aber die Information, dass der Milchshake nahrhafte 620 Kalorien enthält. Die andere Gruppe bekam die Information, dass der Milchshake nur die geringe Menge von 140 Kalorien enthält. Beide Gruppen erhielten zusätzlich die jeweils falschen Informationen in Form eines Etiketts, welches von ihnen bewertet werden sollte. Davor, währenddessen und nach dem Konsum des Milchshakes wurde der Ghrelin-Spiegel im Blut gemessen. Allgemein gilt, dass der Ghrelin-Spiegel im Blut mit dem Sättigungsgefühl in Verbindung steht. Die Konzentration des Hormons Ghrelin steigt also bei Appetit an und fällt nach der Mahlzeit wieder ab. Die unterschiedlichen Informationen zu dem eigentlich identischen Milchshake korrelierten mit einem Unterschied

187 Crum, Alia J et al. "Mind over milkshakes: mindsets, not just nutrients, determine ghrelin response." *Health psychology: official journal of the Division of Health Psychology, American Psychological Association* vol. 30,4 (2011): 424-9; discussion 430-1. doi:10.1037/a0023467

der gemessenen Ghrelin-Werte. Das heißt, die Information, dass der Milchshake sehr reichhaltig sei, bewirkte einen schnellen Abfall des Ghrelins nach dem Konsum, was zudem mit dem subjektiven Empfinden des Sättigungsgefühls der Probanden in Verbindung stand. Im Gegensatz dazu verzeichnete die andere Gruppe einen relativ flachen Rückgang des Ghrelins.

Die Studie deutet darauf hin, dass die individuelle Erwartungshaltung auch beim Verzehr von Nahrungsmitteln durch Informationen beeinflusst werden kann, was dann einen messbaren Einfluss auf unseren Körper hat. Die Selbstregulation wird von außen angeregt, wobei der Körper durch Informationen und Erwartung seine körpereigenen Prozesse anzupassen scheint und somit auf die Wahrnehmungsbeeinflussung durch Informationen reagiert. Die Bedeutung, die die Probanden einer Sache oder einer Situation – in dem Fall den Etiketten und Informationen der Forscher – beigemessen haben, werden nicht hinterfragt, was für gewöhnlich auch nicht im alltäglichen Leben passiert.

Die Macht der Vorstellung: Imagination

Für das Anstoßen der Selbstheilungskräfte gibt es einen besonders wichtigen Faktor: Die Macht der Vorstellung beziehungsweise die Kraft der inneren Bilder. Wir sprechen im Folgenden auch von Imagination, die wir als eine Fähigkeit verstehen, innere Bilder im Geiste so zu entwickeln, dass sie sich auf unseren Gesundheitszustand auswirken. Anknüpfend an die bereits genannten Wirkfaktoren wie die Erwartung, die Konditionierung und/oder das Mindset im Zusammenhang mit Placebo-Effekten bietet die Imagination damit die Möglichkeit, zu einem mentalen Werkzeug für uns zu werden. Sie wurde schon bei Mesmers Magnetisierungen von der damaligen Untersuchungskommission als wichtiger Wirkfaktor für seine Heilerfolge benannt (Kapitel 3). Durch unsere Imaginationsfähigkeit können wir sehr konkrete Bilder über den Verlauf einer Heilung erzeugen.

Da die Imagination auch an der Konstruktion unserer eigenen Wirklichkeit beteiligt ist, beeinflusst sie sogar unsere Wahrnehmung und Interpretation von Kontexten. Ellen Langer weist in dieser Hinsicht darauf hin, dass wir beim Sprechen über Kontexte oft einen Fehler machen, indem wir annehmen, „dass es ihn irgendwo ‚da draußen' gibt“: „Aber er existiert nicht ohne uns.“ Ein Kontext hängt davon ab, „von welchem Standpunkt aus wir Dinge betrachten“. In ihren Studien hat Ellen Langer belegt, dass wir durch Achtsamkeit einen für uns zunächst ungesunden Kontext in einen gesunden Kontext verwandeln können.[188] In Anwendung auf den Placebo-Effekt stellt sie als Aufgabe, dass wir in der Lage sein sollten, „ein Placebo statt einer Tablette ‚einzunehmen'“. Wenn wir Geist und Körper als eins begreifen, können wir, wohin immer wir den Geist richten, auch den Körper richten. Allerdings muss wohl für die meisten von uns zur Zeit noch der Geist (unter anderem mit der Unterstützung der Gabe von Placebos) getäuscht werden, „damit wir einen ‚gesunden Ort' erreichen“.[189]

Der Physiologe Johann Caspar Rüegg beschäftigt sich mit einer neurobiologisch fundierten Psychosomatik sowie einer Mind-Body-Medizin und gibt eine Erklärung für die Wirkmacht der Imagination. Dazu stellt er den Begriff einer „mental gesteuerten Neuroplastizität (‚self-directed neuroplasticity') vor und argumentiert: „Es scheint, dass wir durch unseren Geist – unsere Gedanken – die komplexen materiellen Strukturen unseres Gehirns, die neuronalen Ensembles, verändern können, insbesondere dann, wenn immerzu die gleichen Gedanken wiederkehren und sich dem Bewusstsein aufdrängen.“[190]

Dementsprechende Erfahrungen mit der positiven Kraft innerer Vorstellungen hat anscheinend der Philosoph Immanuel Kant (1724-1804) gehabt. In seiner Schrift „Von der Macht des Gemüts, durch den bloßen Vorsatz seiner krankhaften Gefühle Meister zu

188 Ellen Langer 2015, a.a.O., S. 43-48 und S. 165-175.
189 Ellen Langer 2015, a.a.O., S. 182-183.
190 Johann Caspar Rüegg: Mind & Body. Wie unser Gehirn die Gesundheit beeinflusst. Zweite, aktualisierte und erweiterte Auflage, Stuttgart 2014. S. 167.

sein“[191] stellt er seine eigenen Erfahrungen und Verfahrensweisen vor. Entstanden ist diese Schrift auf Wunsch von Christoph Wilhelm Hufeland (1762-1836), dem damaligen Direktor der Berliner Charité. Dieser bat den berühmten Zeitgenossen für sein medizinisches Werk „Die Kunst, das menschliche Leben zu verlängern“ um ein Vorwort. Es sollte die Lebenserfahrungen des Philosophen beinhalten. Kant kam dem Wunsch von Hufeland nach und teilte bemerkenswerte Selbstbeobachtungen mit. Ein Beispiel sei hier zitiert, da es eindrucksvoll zeigt, wie Kant einen krankhaften Zustand erfolgreich durch Imagination bewältigte. Es handelt sich dabei um einen Gichtanfall, der Kant das Einschlafen unmöglich machte. Er intervenierte durch eine Technik der Fokussierung seiner Aufmerksamkeit auf ein philosophisches Thema:

„Nun aber, aus Ungeduld, am Schlafen mich gehindert zu fühlen, griff ich bald zu meinem stoischen Mittel, meinen Gedanken mit Anstrengung auf irgend ein von mir gewähltes gleichgültiges Objekt, was es auch sei (zum Beispiel auf den viel Nebenvorstellungen enthaltenden Namen Cicero), zu heften: mithin die Aufmerksamkeit von jener Empfindung abzulenken; dadurch diese dann, und zwar schleunig, stumpf wurde, und so die Schläfrigkeit sie überwog, und dieses kann ich jederzeit, bei wiederkommenden Anfällen dieser Art in den kleinen Unterbrechungen des Nachtschlafs, mit gleich gutem Erfolg wiederholen. Daß aber dieses nicht etwa bloß eingebildete Schmerzen waren, davon konnte mich die des andern Morgens früh sich zeigende glühende Röte der Zehen des linken Fußes überzeugen. – Ich bin gewiß, daß viele gichtische Zufälle (…) auch wohl das für unheilbar verschriene Podagra, bei jeder neuen Anwandlung desselben durch diese Festigkeit des Vorsatzes (seine Aufmerksamkeit von einem solchen Leiden abzuwenden) abgehalten und nach und nach gehoben werden könnte.“

191 Immanuel Kant: Von der Macht des Gemüts, durch den bloßen Vorsatz seiner krankhaften Gefühle Meister zu sein. Herausgegeben und mit Anmerkungen versehen von C. W. Hufeland. Leipzig und Wien. Bibliographisches Institut: 1824.

In seiner Schrift geht Kant weiter darauf ein, dass er sein ganzes Leben lang an schmerzhaften Beklemmungen in der Brust (möglicherweise psychosomatische Herzbeschwerden) gelitten habe. Er konnte diese zwar nicht loswerden, aber es gelang ihm doch, sich nicht von diesen beherrschen zu lassen. Er schreibt:

„Ich habe wegen meiner flachen und engen Brust, die für die Bewegung des Herzens und der Lunge wenig Spielraum läßt, eine natürliche Anlage zur Hypochondrie, welche in früheren Jahren bis an den Überdruß des Lebens grenzte. Aber die Überlegung, daß die Ursache dieser Herzbeklemmung vielleicht bloß mechanisch und nicht zu heben sei, brachte es bald dahin, daß ich mich an sie gar nicht kehrte, und während dessen, daß ich mich in der Brust beklommen fühlte, im Kopfe doch Ruhe und Heiterkeit herrschte, die sich auch in der Gesellschaft, nicht nach abwechselnden Launen (wie Hypochondrische pflegen), sondern absichtlich und natürlich mitzuteilen nicht ermangelte. Und da man des Lebens mehr froh wird durch das, was man im freien Gebrauch desselben thut, als was man genießt, so können Geistesarbeiten eine andere Art von befördertem Lebensgefühl den Hemmungen entgegensetzen, welche bloß den Körper angehen. Die Beklemmung ist mir geblieben; denn ihre Ursache liegt in meinem körperlichen Bau. Aber über ihren Einfluß auf meine Gedanken und Handlungen bin ich Meister geworden, durch Abkehrung der Aufmerksamkeit von diesem Gefühle, als ob es mich gar nicht anginge."

Die beiden Beispiele zeigen, dass Kant über wirksame Techniken verfügte, bestimmte krankhafte Symptome mit der Kraft der Vorstellung zu bewältigen und wieder in die Selbstwirksamkeit zu kommen – ohne medizinische Hilfe in Anspruch nehmen zu müssen. Und auch ohne Placebos. Praxis und Theorie der Imagination sind im 20. und 21. Jahrhundert ausgebaut worden und werden heute auch bei der Behandlung schwerer Erkrankungen therapeutisch genutzt. Ein Verfahren ist von dem Potsdamer Allgemeinmediziner und Psychotherapeuten Wolfgang Loesch entwickelt und unter dem Namen *Imaginative Körper-Psychotherapie* (IKP) bekannt geworden. Zu diesem Verfahren gehört der achtsame Umgang mit sich selbst, die Einsicht in systemische Verflechtungen und die Erarbeitung einer individuellen Heilsymbolik. Hinzu kommen eine gute therapeutische Beziehung sowie die gruppentherapeutische Arbeit und die Nutzung der Familie als Ressource.[192]

Das Verfahren von Wolfgang Loesch ist erfahrungsmedizinisch sehr gut abgesichert und durch Forschungsarbeiten gut belegt. Wolfgang Loesch hat zu seinen Lebzeiten zahlreiche Aus- und Weiterbildungen in dem Verfahren angeboten und konnte insbesondere vielen bereits „austherapierten" Krebspatienten helfen. Tino Erstling von der Landesarbeitsgemeinschaft *Onkologische Versorgung Brandenburg* hat über diesen ganz besonderen Ansatz ein Buch veröffentlicht, in dem Patienten von Wolfgang Loesch zu Wort kommen.[193] Was die Imaginative Körper-Psychotherapie für die Patienten bedeuten kann, sei hier mit den Worten eines Patienten dargestellt:

„Mit der Imaginativen Körper-Psychotherapie habe ich ein Mittel an die Hand bekommen, mit dem ich selbst aktiv gegen den Krebs vorgehen kann. Dieser Umstand vermittelt mir ein sehr gutes Gefühl. Es ist beruhigend zu wissen, dass ich etwas tun kann. Die Rolle meines Therapeuten besteht darin, dass er mit gezielten Fragen meine Konzentration und Aufmerksamkeit lenkt. Weil er Arzt ist, weiß er, wie der menschliche Körper funktioniert, und kann deshalb gezielt Einfluss nehmen. Er ist der Ideengeber und ich bin derjenige, der die Arbeit macht." (…)

Die Imaginative Körperpsychotherapie ist eine wunderbare Ergänzung, die ein Bewusstsein dafür schafft, dass man nicht völlig hilflos ist.

---

192 Wolfgang Loesch: Heilsame Kommunikation mit dem Körper. Imaginative Körper-Psychotherapie (IKP) als komplementärer psychosozialer Therapieansatz in der Therapie schwer somatisch Erkrankter, auch an Karzinomen Erkrankter. Online: http://www.eanu-archiv.de/Eanu-Special_HeilsameKommunikation.pdf

193 Tino Erstling: Krebs mit inneren Bildern behandeln. Selbst aktiv etwas tun. Ahlerstedt 2009.

Der Valebo-Effekt: Experte in eigener Sache

Heilung in unserem Verständnis ist ein ganz natürlicher Prozess und ein Wunder zugleich. Dieses Wunder geschieht in unserem eigenen Selbst als Selbstheilung. Heilung wird dabei nicht gemacht, sondern sie geschieht. Sie stellt sich ein, wenn alles passt. Jede Form von Heilkunst, auch die moderne Medizin, kann letztendlich nur Anstöße geben, dass dieses Wunder in uns stattfinden kann. Dabei sollen die Erfolge der modernen Medizin keineswegs kleingeredet werden; denn es ist in vielerlei Hinsicht segensreich, dass wir die moderne Medizin haben – und wir brauchen sie auch. Aber wir sind klug beraten, wenn wir nicht vergessen, was wir jenseits dieser Errungenschaften der Medizin als Heilkraft in uns selbst haben. Protagonist der Heilung ist letztendlich immer der betroffene Mensch selbst.

Vor dem Hintergrund der Erkenntnisse der Placebo-Forschung hat das alte Narrativ vom kranken Menschen als Patient längst ausgedient. Nach Ansicht des Psychologen Harald Walach, Autor zahlreicher Publikationen zu Placebo-Effekten, sollte dieses überholte Narrativ abgelöst werden von dem neuen Narrativ des kranken Menschen als *Agenten*.[194] In diesem neuen Narrativ sind kranke Menschen selber die wichtigsten Experten für ihre Gesundheit und ihren Lebensstil – Ärzte und Therapeuten begleiten sie dabei und geben Anstöße.

In diesem neuen Narrativ *kennt* der kranke Mensch seine *Möglichkeiten und Grenzen* zugleich. Er *sorgt* für sich selbst und geht *achtsam* mit sich um. Er *traut* sich, sein eigenes Leben zu leben, so dass er *spürt*, dass er mit seiner Haltung, seinen Mindsets und seinem Handeln die Qualität seines Lebens *wirksam* mitgestalten kann. Die *Freude am Gelingen* führt ihn in einen Zustand, in dem der Körper mehr

194 Harald Walach und M. Loughlin: Patients and agents – or why we need a different narrative: a philosophical analysis. In: Philosophy, Ethics, and Humanities in Medicine 2018, 13:13.

oder weniger „schweigt" beziehungsweise vollständig in Resonanz ist – alles passt und genügt, so dass das Sein einfach genossen werden kann. In diesem (temporären) Zustand der Selbstvergessenheit kann Selbstheilung am besten geschehen. Wenn sie geschieht, so stärkt sie wiederum das Erleben von Selbstwirksamkeit und beeinflusst die Selbsterkenntnis, die ihrerseits wieder die Selbstfürsorge anstößt.

Möchte man diesen Prozess in Richtung zunehmender Selbstwirksamkeit in einem Wort ausdrücken, so bietet sich der Begriff „Valebo-Effekt" an, der allmählich in der Heilkunde Fuß zu fassen scheint. Professor Matthias Keidel, Präsident des Deutschen Schmerzkongresses 2017, hat ihn in einem Interview zur Patientenmitsprache[195] verwendet und versteht darunter die Anregung des Patienten zur Selbstwirksamkeit und zur Verantwortung.

Das neue Wort *Valebo* kommt – wie die Wörter Placebo und Nocebo – aus dem Lateinischen. Es geht auf das Verb *valere* zurück und bildet in dieser Form das Futur I Aktiv. Vom Patienten aus gedacht, kann es mehrere Bedeutungen annehmen, die etwas zum Ausdruck bringen, das mit der inneren Haltung und Einstellung zu tun hat und für den Prozess der Heilung wichtig ist: *Ich werde gelten – Ich werde Einfluss haben – Ich werde gesund sein – Ich werde mich wohl fühlen.* Damit sind Qualitäten angesprochen, die für den Prozess der Heilung außerordentlich wichtig sind und viel mit Affirmation und Imagination gemein haben.[196]

Der neue Begriff *Valebo-Effekt* rückt die alte Problematik des Placebos in ein neues Licht. Der Begriff kann erklären, dass die im Kontext der Gabe von Placebos stehenden Effekte keineswegs durch Täuschung erfolgen, sondern in einem aktiven Prozess durch das Bewusstsein des Patienten erzeugt werden. Der Patient selbst entscheidet aufgrund seiner bisherigen Erfahrungen, seiner aktuel-

195 Online: https://www.youtube.com/watch?v=pMTl0Ct2hCY.

196 Hinsichtlich der Kraft einer Affirmation wäre die Form „valeo" (= Präsens Indikativ Aktiv) sinnvoller: Ich bin gesund – Ich habe Einfluss – Ich fühle mich wohl etc.

len Erwartung, innerer Einstellungen und Bilder sowie im Kontext der therapeutischen Beziehung zu seinem Arzt, welche Bedeutung er äußeren und inneren Stimuli gibt. Durch Bedeutungsgebung entscheidet er, ob ein Stimulus heilsam als Placebo- oder unheilvoll als Nocebo-Effekt bei ihm ankommt. Die Sozialpsychologin Ellen Langer[197] unterscheidet daher auch einerseits zwischen einem traditionellen Placebo und andererseits einem wirksamen Placebo. Im Falle des traditionellen Placebos wird in der Tat der Geist des Patienten getäuscht – im Falle des wirksamen Placebos wird der Geist des Patienten bewusst herangezogen. Das Phänomen Placebo-Effekt kann damit als Ausdruck der Selbstheilung und der Selbstwirksamkeit des Patienten verstanden werden. Das Wort Valebo-Effekt meint also einen Placebo-Effekt, der durch den Patienten bewusst erzeugt wird.

Auf den Punkt gebracht, bedeutet Valebo-Effekt, dass der Patient Verantwortung für sich selbst übernimmt und Experte in Sachen seiner eigenen Gesundheit und Heilung wird. Er ist überzeugt, dass er selber dazu beitragen kann, wie es ihm geht. Er kann unterscheiden, was er verändern kann und in welchen Bereichen er Hilfe und Unterstützung suchen sollte. Er weiß vor allem auch, was für ihn gut ist und was ihm nicht gut tut. Nach außen und innen kommuniziert er:

- Meine Gesundheit und Heilung nehme ich selber in die Hand, mache sie zur Chefsache.
- Unterstützen und beraten lasse ich mich dabei von Ärzten und Therapeuten.
- Ich lebe, fühle und denke so, dass Krankheit keinen Platz mehr in meinem Körper, meiner Seele und meiner Psyche hat.

Der neue Begriff Valebo-Effekt ist damit eng verbunden mit dem oben bereits beschriebenen neuen Narrativ. Kranke Menschen werden in diesem Narrativ nicht auf die bloße Rolle eines Patienten

197 Ellen Langer: Mindfulness: Das Prinzip Achtsamkeit. Die Anti-Burnout-Strategie. München 2015.

reduziert. Sie werden vielmehr als Experten in eigener Sache gewürdigt. Ihr Expertentum betrifft ihre Gefühle und Gedanken, ihre Beziehungen und ihr Verhalten sowie schließlich ihre Gesundheit, ihr Kranksein, ihren Lebensstil und ihre Heilung.

Ärzte und Therapeuten werden freilich auch in der Zukunft trotz zunehmender Patientenkompetenz keineswegs überflüssig. Sie können sich vielmehr auf ihre Aufgaben und Möglichkeiten als medizinische Experten fokussieren und den selbstwirksamen Patienten in seinem Prozess der Selbstheilung kompetent begleiten. Wie andere Experten sind sie nicht nur Spezialisten für die Anwendung von Techniken und Methoden, sondern sie können in der Rolle des Navigators den Patienten beraten und unterstützen. Dabei kommt neben dem fachlichen Expertentum der Empathie- und Kommunikationsfähigkeit des Arztes eine Schlüsselrolle zu. Giovanni Maio[198], Arzt und Medizinethiker, hat dies sehr überzeugend beschrieben: „In der Behandlung von kranken Menschen kommt es nicht allein auf die Technik, auf die Applikation einer bestimmten Methode an, sondern vor allem darauf, in welchem Beziehungsgeschehen Therapien erfolgen. Diese Beziehung hat weniger etwas mit einer bestimmten Handlung zu tun als mit der ihr zugrunde liegenden Haltung.“ Vor diesem Hintergrund fasst Maio zusammen: „Ohne Zuwendung ist alles nichts.“

Der Begriff Valebo-Effekt steht für einen Paradigmenwechsel in Richtung einer Stärkung der Rolle des Patienten. Ellen Langer[199] nennt eine wichtige Aufgabe im Rahmen des Expertentums des Patienten und fordert in Bezug auf einen achtsamen Umgang mit uns selbst und unserem Körper: „Zunächst einmal müssen wir die Kontrolle wiedergewinnen, die wir gedankenlos aufgegeben haben, als wir einen ‚Fachmann‘ konsultierten.“ Um das Steuer wieder zu

---

198 Giovanni Maio: Ohne Zuwendung ist alles nichts – Für eine Medizin der Zwischenmenschlichkeit. In: Deichert U., Höppner W., Steller J. (eds), Traumjob oder Albtraum – Chefarzt m/w. Heidelberg 2016.

199 Ellen J. Langer: Mindfulness: das Prinzip Achtsamkeit. Die Anti-Burnout-Strategie. München 2015. S. 180.

übernehmen, benötigen wir Wege und Strategien im Umgang mit uns selbst. Als Protagonist der eigenen Heilung haben wir Mittel und Wege an der Hand, mit denen wir auf unsere Gesundheit und auf unser Wohlbefinden einwirken können.

Den Placebo-Schleier lüften?

Der Medienwissenschaftler und Placebo-Forscher Martin Andree wagt ein spekulatives Gedankenspiel, um das Potenzial von Bedeutungswirkungen aufzuzeigen. Der Anteil von Placebo-Effekten liegt bei medizinischen Behandlungen schätzungsweise durchschnittlich bei 35%. Wenn man diese 35% – so Andree – auf andere Kontexte beziehen würde, könnte man dadurch zum Beispiel die „Intensität und Dauer der Konzentration“, das „Konsumglück“ oder die „Erholung im Urlaub“ jeweils um 35% verbessern. Anders herum könnte man Nocebo-Effekte wie Leid und Schmerzen bei der Dauer des Genesungsprozesses oder bei Stress jeweils um 35% verringern. Somit ließe sich die „Gesamtbilanz des Erlebens“ verbessern. Der Körper oder das „biologische Gerät“, das normalerweise 100% Leistung bringt, wäre durch Placebo-Effekte bestenfalls auf 135% steigerbar oder könnte – bedingt durch Nocebo-Effekte – auf bis zu 65% der Leistung abfallen.

Auch wenn die Berechnungen von Andree spekulativ sind, ist diese Erweiterung auf Bereiche außerhalb der Medizin und auf unsere gesamte Lebenswelt eine logische Konsequenz; denn Informationen aller Art wirken nicht nur im therapeutischen Rahmen auf uns ein. Anscheinend verzichten wir aufgrund der Zuschreibung einer Wirkung auf ausschließlich materielle Substanzen weitgehend auf Potenziale hinsichtlich unserer Gesundheit und Lebensqualität. Eine Kritik des placebo-kontrollierten Denkens ist daher angebracht.

Eine fundamentale Kritik der medizinischen Praxis leistet Andree. Er hat dazu 2020 einen Artikel in der Zeitschrift „Gesundheit und

Pflege“ veröffentlicht. Titel und Frage des Artikels lauten: „Wie evidenzbasiert sind Medizin und Medizinrecht?“[200] Andree fordert in diesem Artikel eine Anerkennung „semantischer Wirkmechanismen“ beziehungsweise der auf Informationen beruhenden Bedeutungswirkungen. Aus Sicht der Medizin handelt es sich bei diesen Wirkungen um Placebo-Effekte. Für Andree steht die Unterscheidung zwischen der Wirkung eines stofflichen Wirkstoffs beziehungsweise einer medizinischen Behandlung auf der einen Seite und der Bedeutungswirkung auf der anderen Seite im Widerspruch zum aktuellen Forschungsstand. Die fehlende Anerkennung „semantischer Faktoren“ als Wirkmittel entbehrt nach Andrees Argumentation auch jeglicher Rechtsgrundlage. Er nennt insgesamt vier Inkonsistenzen, auf die wir kurz eingehen werden.

Die erste Inkonsistenz besteht in der Ablehnung des Placebo-Effekts als „Störgröße“. Laut Andree basiert die gemessene Wirkung eines pharmakologischen Wirkstoffs durch placebo-kontrollierte Studien auf einem Trugschluss. Wenn nämlich die Verabreichung von Medikamenten unwissentlich erfolgt, verringert sich ebenso die Wirkung. Es wird also nicht die reine Wirkung eines Wirkstoffs gemessen, sondern eine noch vom Placebo-Effekt verstärkte Wirkung. Dieser wirkstoffintensivierende Faktor wird dennoch als „Störgröße“ angesehen. Hinzu kommt, dass das vermeintlich reine „Verum“ nicht bei jedem Patienten dieselbe Wirkung hat. Getestet werden müsste aber – nachdem was die Medizin augenscheinlich vorgibt – eigentlich *nur* die Wirkung des Wirkstoffs.

Die zweite Inkonsistenz sieht Andree in einem mangelnden Verständnis für die Ursachen des Placebo-Effekts. Placebo-Effekte als messbare physiologische Effekte wirken genauso wie ein Verum „auf weitgehend dieselben biophysiologischen Systeme“. Obwohl in den Studien oftmals sehr hohe Placebo-Wirkungen nachgewie-

200 Andree, Martin Wie evidenzbasiert sind Medizin und Medizinrecht? Plädoyer für die Legitimation semantischer Wirkmechanismen in der Therapie. Gesundheit und Pflege 1: 15-20, (2020).

sen werden können, werden sie zum „epistemologischen blinden Fleck“.

Eine dritte Inkonsistenz sieht Andree in dem fehlenden Verständnis für semantisch verursachte Wirkungen. Er vermisst eine „ernstzunehmende Auseinandersetzung mit semiotischen, kommunikations- oder medienwissenschaftlichen Theorien“. Die Trennung von „semantischen“ Wirkungen und der Verum-Wirkung sieht er sogar als eine Fiktion.

Die vierte Inkonsistenz beinhaltet eine Auseinandersetzung mit dem geltenden Recht hinsichtlich der medizinischen Praxis. Das gegenwärtige Medizinrecht ist nach Andree nicht vereinbar mit dem aktuellen Forschungsstand. Als Beleg dafür führt er Studien an, die nachweisen, dass Beipackzettel von Medikamenten einen „zwei- bis fünffach stärkeren Einfluss auf die Nebenwirkungen haben als das Medikament selbst“. Die Körper der Patienten verhalten sich also anscheinend „völlig anders, als es von Medizin und Rechtsprechung postuliert wird“. Andree stellt hier die richtigen Fragen: „Wieso reagieren diese Körper also konsistent ‚falsch‘ – auf ‚bloße‘ Informationen? Und vor allem: Wieso ist es überhaupt erlaubt, dass man Medikamente auf den Markt bringt, ohne einen zusätzlichen Beipackzettel hinzuzufügen, der vor den deutlich größeren Gefahren der semantischen Faktoren (des eigentlichen Beipackzettels) warnt?“ Die für die moderne Medizin und Rechtsprechung brenzligen Fragen harren bis jetzt einer Antwort.

Die von Andree beschriebenen Inkonsistenzen bei der Beschäftigung mit der Placebo-Forschung sind offensichtlich und weisen eigentlich auf faszinierende Themen hin. Dennoch werden sie nicht in wissenschaftlichen Diskursen aufgegriffen und spielen auch in den Medien eine eher periphere Rolle. Einen Hauptgrund für diese „erstaunliche Selbstimmunisierung der Medizin gegen die wissenschaftlich breit belegten bioaktiven Potenziale semantischer Faktoren“ sieht Andree „in einem fundamentalen Irrtum“, in dem die moderne Medizin einerseits, aber auch eine sich auf stoffliche Heilmittel reduzierende komplementäre Medizin andererseits gefangen sind[201]: Beide streiten sich um das beste (stoffliche) Wirkmittel und verkennen damit das Potenzial des „inneren Arztes“ in uns selbst.

Vielleicht lässt sich dieses Potenzial auf dem Umweg durch die Beschäftigung mit dem Placebo- und Nocebo-Phänomen wiederentdecken, so dass es wieder Eingang in das Denken und Handeln der Heilkunde findet. Wir selber sind Experten für unsere Gesundheit und Heilung. Der Valebo-Effekt ist durch nichts zu ersetzen – er ist die Essenz einer jeden Heilkunde.

Sich nicht durch Kontexte schaffen lassen, sondern Kontexte selber schaffen

Wie wir auf äußere und innere Stimuli reagieren und was wir aus Kontexten machen, hängt zu einem wichtigen Teil von unserer Erwartung und Konditionierung sowie davon ab, welche Bedeutung wir einer Sache oder Situation bewusst oder unbewusst beimessen. Achtsamkeit gegenüber verschiedenen Kontexten, in denen wir uns befinden, und die Macht der Vorstellung können helfen, dass wir ihnen nicht wehrlos ausgeliefert sind. Ellen Langer hat mit Vehemenz darauf hingewiesen, dass Kontexte keineswegs objektiv einfach da sind. Sie existieren und wirken nicht ohne uns. Nur in einem Zustand der Unachtsamkeit entfalten sie Macht über uns. Durch Achtsamkeit aber „können wir den Kontext selbst schaffen“ beziehungsweise für unsere Gesundheit und unser Wohlergehen verändern.[202]

Was das bedeutet, zeigt der folgende authentische Fall eines Arztbesuches von Herrn Müller:

201 Martin Andree: Die Macht der Einbildung. Ein Placebo ist die beste Medizin. In. Frankfurter Allgemeine. 16.02.2019. Online: https://www.faz.net/aktuell/wissen/die-macht-der-einbildung-ein-placebo-ist-die-bestemedizin-16045174.html

202 Ellen Langer 2011, a.a.O., S. 168.

Herr Müller suchte wegen anhaltender Knie-Beschwerden einen Orthopäden auf. Der setzte nach der Untersuchung eine düstere Miene auf und sagte: „Sieht böse aus! Sport können Sie zukünftig vergessen. Am besten operieren wir so bald als möglich, damit Sie danach wenigstens noch laufen können.“

Nach einer kurzen Pause machte Herr Müller etwas, das sicher ungewöhnlich ist: Er stand von der Untersuchungsliege auf, stellte sich vor den Orthopäden und sagte mit erhobenem Zeigefinger: „Herr Doktor, sprechen Sie mir bitte Folgendes nach: Herr Müller, Sie müssen nicht operiert werden, Sie werden auf jeden Fall wieder gesund, und Sie werden auch wieder Sport treiben können!“

Herr Müller, der selbst andere Leute in Sachen Kommunikation und Selbstkommunikation coacht, musste nicht operiert werden und treibt bis heute weiterhin Sport.

Äußere Stimuli und Kontexte, die bei einer Vielzahl von Menschen einen Nocebo-Effekt auslösen, können also durch Achtsamkeit des Angesprochenen zumindest „entschärft“ werden. Im Idealfall und mit einer entsprechenden Selbstkompetenz ausgestattet, können Betroffene sie sogar in einen Valebo-Effekt verwandeln. Valebo ist somit die Kunst, Kontexte selber zu gestalten.

Literaturverzeichnis

Ader, R, und Cohen, N.: Behaviorally conditioned immunosuppression. *Psychosomatic medicine* vol. 37,4 (1975): 333-40. doi:10.1097/00006842-197507000-00007.

Amanzio, M., und Benedetti, F.: Neuropharmacological dissection of placebo analgesia: expectation-activated opioid systems versus conditioning-activated specific subsystems. *The Journal of neuroscience: the official journal of the Society for Neuroscience* vol. 19,1 (1999): 484-94. doi:10.1523/JNEUROSCI.19-01-00484.1999.

Andree, Martin: Placebo-Effekte: Heilende Zeichen, Toxische Texte, Ansteckende Informationen. Paderborn 2018.

Andree, Martin: Die Macht der Einbildung. Ein Placebo ist die beste Medizin. In. Frankfurter Allgemeine, 16.02.2019. Online: https://www.faz.net/aktuell/wissen/die-macht-der-einbildung-ein-placebo-ist-die-beste-medizin-16045174.html

Andree, Martin: Wie evidenzbasiert sind Medizin und Medizinrecht? Plädoyer für die Legitimation semantischer Wirkmechanismen in der Therapie. Gesundheit und Pflege 1: 15-20, (2020).

Araujo, AC de, da Silva FG, Salvi F, Awad MC, da Silva EA, Damião R: The management of erectile dysfunction with placebo only: does it work? J Sex Med. 2009 Dec;6(12):3440-8.

Aronson, Jeff: Please, please me. BMJ. 1999 Mar 13; 318(7185): 716. Online: https://www.ncbi.nlm.nih.gov/pmc/articles/PMC1115150/.

Barsky, Arthur J et al.: Nonspecific medication side effects and the nocebo phenomenon. *JAMA* vol. 287,5 (2002): 622-7. doi:10.1001/jama.287.5.622.

Bartels, Max: Die Medicin der Naturvölker. Ethnologische Beiträge zur Urgeschichte der Medicin. Mit 175 Original-Holzschnitten im Text. Leipzig 1893. Online: https://www.projekt-gutenberg.org/bartels/medicin/medizin.html

Bartens, Werner: Körperglück. Wie gute Gefühle gesund machen. München 2010.

Bauchner, H et al.: Parents, physicians, and antibiotic use. *Pediatrics* vol. 103,2 (1999): 395-401. doi:10.1542/peds.103.2.395

Beecher, Henry K.: The Powerful Placebo. In: JAMA. 1955;159(17):1602-1606. Online: doi:10.1001/jama.1955.02960340022006.

Benedetti, Fabrizio: Placebo Effects: Understanding the Mechanisms in Health and Disease. Second Edition. Oxford 2014.

Bernateck, Michael et al.: Placebotherapie: Analyse von Umfang und Erwartung in einer Klinik der Maximalversorgung. 2008.

Bingel, Ulrike; Schedlowski M; Kessler H.: Placebo 2.0 – Die Macht der Erwartung. Zürich 2019.

Blanz, Matthias: Plazebos – Medizinhistorische Aspekte und Definitionsansätze. In. Fortschr. Neurol. Psychiat. 59 (1991).

Böwing, G. et al.: Differences in Chinese diagnoses for migraine and tension-type headache: an analysis of the German acupuncture trials (GERAC) for headache. *Cephalalgia: an international journal of headache* vol. 30,2 (2010): 224-32. doi:10.1111/j.1468-2982.2009.01921.x.

Branthwaite, A., Cooper P.: Analgesic effects of branding in treatment of headaches. In: BMJ, 1981 May 16;282(6276):1576-8. doi: 10.1136/bmj.282.6276.1576.

Brinkmann, I.: Randomisierte Studie belegt „bemerkenswerte" langfristige Effekte von Akupunktur und Alexander-Technik beim chronischen Nackenschmerz. In: Medscape, 11. Nov 2015.

Bundesärztekammer: Placebo in der Medizin. Deutscher Ärzte-Verlag. Köln 2010. Online: https://www.bundesaerztekammer.de/fileadmin/user_upload/downloads/Placebo_LF_1_17012011.pdf.

Cocco, G.: Erectile dysfunction after therapy with metoprolol: the Hawthorne effect. *Cardiology* vol. 112,3 (2009): 174-7. doi:10.1159/000147951.

Colloca, Luana, Meissner, Karin, Magne Arve Flaten (Hrsg.): Placebo and Pain. From Bench to Bedside. Amsterdam 2014.

Cousins, Norman: Der Arzt in uns selbst. Die Geschichte einer erstaunlichen Heilung – gegen alle düsteren Prognosen. Aus dem Amerikanischen übersetzt von Klaus Schomburg u. Sylvia M. Schomburg-Scherff. Reinbek bei Hamburg 1996.

Crum, Alia J et al.: Mind over milkshakes: mindsets, not just nutrients, determine ghrelin response. *Health psychology: official journal of the Division of Health Psychology, American Psychological Association* vol. 30,4 (2011): 424-9; discussion 430-1. doi:10.1037/a0023467

Czerniak, Efrat et al.: "Placebo by Proxy" and "Nocebo by Proxy" in Children: A Review of Parents' Role in Treatment Outcomes. *Frontiers in psychiatry* vol. 11 169. 11 Mar. 2020, doi:10.3389/fpsyt.2020.00169.

de la Vega, R.; Fisher, E.; Palermo, T.M.: Toward Change: Targeting Individual and Interpersonal Processes in Therapeutic Interventions for Chronic Pain. In: Vervoort, T., Karos, K., Trost, Z., Prkachin, K. (eds) Social and Interpersonal Dynamics in Pain. Cham 2018. https://doi.org/10.1007/978-3-319-78340-6_22.

Dieffenbach, Johann Friedrich: Der Aether gegen den Schmerz. Berlin 1847.

Diener, Hans-Christoph et al.: Efficacy of acupuncture for the prophylaxis of migraine: a multicentre randomised controlled clinical trial. *The Lancet. Neurology* vol. 5,4 (2006): 310-6. doi:10.1016/S1474-4422(06)70382-9.

Dimond, E G et al.: Comparison of internal mammary artery ligation and sham operation for angina pectoris. *The American journal of cardiology* vol. 5 (1960): 483-6. doi:10.1016/0002-9149(60)90105-3.

Dispenza, Joe: Du bist das Placebo. Bewusstsein und Materie. Burgrain 2014.

Doidge, Norman: Neustart im Kopf. Frankfurt, New York 2014.

Donaldson, IML: The Report on the Royal Commission of 1784 on Mesmer´s System of Animal Magnetism and other contemporary documents. 2014. Online: https://www.rcpe.ac.uk/sites/default/files/files/the_royal_commission_on_animal_-_translated_by_iml_donaldson_1.pdf.

Donner-Wielke, T. und Wielke, B.: Auffahrunfall – Halswirbelsäulenverletzung – Noceboeffekt. In Zeitschrift für Verkehrsrecht ZVR 3/2004.

Eaker, E. et al.: Myocardial infarction and coronary death among women: psychosocial predictors from a 20- year follow-up of women in the Framingham Study. In: Am J Epidemiol 1992;135:854–64.

Eippert, Falk: Neurobiologische Grundlagen der Placebo-Analgesie In: Der Schmerzpatient 2020; 3: 158–165.

Eli, Ilana: Placebo/nocebo: the "biochemical" power of words and suggestions. *Journal of orofacial pain* vol. 24,4 (2010): 333-4.

Erstling, Tino: Krebs mit inneren Bildern behandeln. Selbst aktiv etwas tun. Ahlerstedt 2011.

Esch, Tobias: Der Selbstheilungscode. Neurobiologie von Gesundheit und Zufriedenheit. Weinheim, Basel 2017.

Faust, Volker (Arbeitsgemeinschaft Psychosoziale Gesundheit): Seelische Störungen in fremden Kulturen. (Ohne Jahresangabe). Online: https://www.psychosoziale-gesundheit.net/pdf/Int.1-Kulturspezifische_Stoerungen.pdf.

Figge, Horst H.: Schmerz – Urerfahrung oder kulturspezifisches Konstrukt. In: Schmerz – interdisziplinäre Perspektiven. Hrsg. Im Auftrag der Arbeitsgemeinschaft Ethnomedizin von Katrin Greifeld et al. Braunschweig/Wiesbaden 1989. S. 23-32.

Finniss, Damien G et al.: Biological, clinical, and ethical advances of placebo effects. *Lancet (London, England)* vol. 375,9715 (2010): 686-95. doi:10.1016/S0140-6736(09)61706-2.

Finniss, Damien**:** Historical Aspects of Placebo Analgesia. In: Luana Colloca; Karin Meissner; Magne Arve Flaten (Hrsg.): Placebo and Pain. From Bench to Bedside. Amsterdam 2014. S. 1-8.

Frank, Jerome: Die Heiler. Wirkungsweisen Psychotherapeutischer Beeinflussung. Vom Schamanismus bis zu den Modernen Therapien. 2. Auflage. Stuttgart 1997.

Gensini, G. F.; Conti A. A.; Conti, A.: Past and present of "what will please the lord": an updated history of the concept of placebo. In: Minerva Med. 2005 Apr;96(2):121-4. Online:https://pubmed.ncbi.nlm.nih.gov/16172581/.

Gerst, Thomas: Interview mit Prof. Dr. Robert Jütte, Vorstand des Wissenschaftlichen Beirats der Bundesärztekammer (BÄK): Die Arzt-Patienten-Interaktion ist ganz zentral. Deutsches Ärzteblatt 2010; 107(28-29). Online: https://www.aerzteblatt.de/archiv/77600/Interview-mit-Prof-Dr-Robert-Juette-Vorstand-des-Wissenschaftlichen-Beirats-der-Bundesaerztekammer-(BAeK)-Die-Arzt-Patienten-Interaktion-ist-ganz--zentral

Gerste, Ronald: Die Heilung der Welt. Das Goldene Zeitalter der Medizin 1840-1914. Stuttgart 2021.

Goebel, Marion U et al.: Behavioral conditioning of immunosuppression is possible in humans. *FASEB journal: official publication of the Federation of American Societies for Experimental Biology* vol. 16,14 (2002): 1869-73. doi:10.1096/fj.02-0389com.

Goldstein, Pavel; Irit Weissman-Fogel; Guillaume Dumas; Simone G. Shamay-Tsoory: Brain-to-brain coupling during handholding is associated with pain reduction. In: PNAS Vol. 115 | No. 11, 2018. Online: https://www.pnas.org/doi/full/10.1073/pnas.1703643115.

Graf, Richard: Die neue Entscheidungskultur – Mit gemeinsam getragenen Entscheidungen zum Erfolg. München 2018.

Grelotti, David J., und Kaptchuk, Ted J.: Placebo by proxy. *BMJ (Clinical research ed.)*vol. 343 d4345. 11 Aug. 2011, doi:10.1136/bmj.d4345.

Haake, Michael et al.: German Acupuncture Trials (GERAC) for chronic low back pain: randomized, multicenter, blinded, parallel-group trial with 3 groups. *Archives of internal medicine* vol. 167,17 (2007): 1892-8. doi:10.1001/archinte.167.17.1892.

Hahn, R.: The Nocebo Phenomenon: Concept, Evidence, and Implications for Public Health. In: Preventive Medicine 26, 607–611 (1997).

Harris, Ian: Surgery, the ultimate Placebo. Sydney 2016.

Haygarth, John: Of the Imagination as a Cause and Cure of Disorders of the Body, Exemplified by Fictitious Tractors. *Annals of Medicine,* vol. 5 (1800). S. 133–145.

Häuser, W.: Nocebophänomene in der Medizin. Bedeutung im klinischen Alltag. In: Dtsch Ärztebl Int 2012; 109(26): 459-65.

Heier, Magnus: Nocebo: Wer's glaubt wird krank: Wie man trotz Gentests, Beipackzetteln und Röntgenbildern gesund bleibt. Stuttgart 2012.

Heuer, G. J., und Andru W. D. s. The Effect of Adrenal Cortical Extract in Controlling Shock Following the Injection of Aqueous Extracts of Closed Intestinal Loops. *Annals of surgery* vol. 100,4 (1934): 734-49. doi:10.1097/00000658-193410000-00015. S. 747.

Hirschhausen, Eckart von: Geleitwort zum Buch von Anna-Elisabeth Neumeyer: Die Angst vergeht, der Zauber bleibt – Therapeutisches Zaubern in Arztpraxen und Krankenhäusern. Frankfurt 2016. S. 9-13.

Hoover, D. W. und Milich, R.: Effects of sugar ingestion expectancies on mother-child interactions. *Journal of abnormal child psychology* vol. 22,4 (1994): 501-15. doi:10.1007/BF02168088.

Hönes, Winfried (Hrsg.): Seit Äskulaps Zeiten, Aphorismen für Mediziner. Wiesbaden 1988.

Hunger, Christina: How Stella Learned to Talk: The Groundbreaking Story of the World's First Talking Dog. Harper Collins 2021.

Jütte, Robert: The early history of the placebo. In: Complementary Therapies in Medicine. Volume 21, Issue 2, April 2013, Pages 94-97.

Kadanka, Gabriele: Franz Anton Mesmer und die Königliche Kommission. Ein Beispiel für den Paradigmenwechsel in der Naturwissenschaft. SFU Forschungsbulletin SFU Research Bulletin 8/1 (2020), S. 1-12 DOI: 10.15135/2020.8.1.1-12.

Kant, Immanuel: Von der Macht des Gemüts, durch den bloßen Vorsatz seiner krankhaften Gefühle Meister zu sein. Herausgegeben und mit Anmerkungen versehen von C. W. Hufeland. Leipzig und Wien 1824.

Kaptchuk, Ted J et al.: Placebos without deception: a randomized controlled trial in irritable bowel syndrome. *PloS one* vol. 5,12 e15591. 22 Dec. 2010, doi:10.1371/journal.pone.0015591.

Kennedy, W.: The nocebo reaction. In: Med Exp Int J Exp Med. 95, 1961.

Kerr, CE, Milne I., Kaptchuk, TJ.: William Cullen and a missing mind-body link in the early history of placebos. 2008. Online: 10.1258/jrsm.2007.071005.

Klahre, Andrea S.: Placeboanalgesie gezielt nutzen, um die Schmerztherapie zu optimieren. In: Medscape, 28.11.2013. Online: https://deutsch.medscape.com/artikel/4901690.

Klinger, Regine, Bingel, Ulrike: Placeboeffekte in der Schmerzmedizin. In: Praktische Schmerzmedizin – Interdisziplinäre Diagnostik - Multimodale Therapie. Herausgegeben von Ralf Baron, Wolfgang Koppert, Michael Strumpf, Anne Willweber-Strumpf. 4. Auflage. Berlin, Heidelberg 2019.

Klinger, Regine: Schmerz und Placebo. Online (ohne Jahresangabe): https://www.schmerzgesellschaft.de/patienteninformationen/besonderheiten-bei-schmerz/schmerz-und-placebo.

Ko, Ji Hyun et al.: Network modulation following sham surgery in Parkinson's disease. *The Journal of clinical investigation* vol. 124,8 (2014): 3656-66. doi:10.1172/JCI75073 Online: https://www.jci.org/articles/view/75073.

Krummenacher, Peter: Placeboanalgesie und Nocebohyperalgesie – Mechanismen und klinische Nutzung. 2017. Online veröffentlicht: https://doi.org/10.1024/0040-5930/a000909.

Langer, Ellen: Mindfulness: Das Prinzip Achtsamkeit. Die Anti-Burnout-Strategie. München 2015.

Langer, Ellen: Die Uhr zurückdrehen? Gesund alt werden durch die heilsame Wirkung der Aufmerksamkeit. Paderborn 2011.

Lakotta, B. und Thimm, K.: Die Angst steckt an. In: DER SPIEGEL 28/2005. Online: http://www.spiegel.de/spiegel/print/d-41028327.html.

Likar, Rudolf und Bernatzky, Günther: Wirkung ohne Wirkstoff – der Placebo-Effekt. In: Günther Bernatzky; Rudolf Likar; Franz Wendtner (Hrsg.): Nichtmedikamentöse Schmerztherapie. Komplementäre Methoden in der Praxis. Wien 2007. S. 23-30.

Loesch, Wolfgang: Heilsame Kommunikation mit dem Körper. Imaginative Körper-Psychotherapie (IKP) als komplementärer psychosozialer Therapieansatz in der Therapie schwer somatisch Erkrankter, auch an Karzinomen Erkrankter. Online (ohne Jahresangabe): http://www.eanu-archiv.de/Eanu-Special_HeilsameKommunikation.pdf.

Louhiala, Pekka: Placebo Effects: The Meaning of Care in Medicine. Cham 2020.

Lown, Bernard: Heilkunst. Mut zur Menschlichkeit. Stuttgart, 2015.

MacPherson, H. et al: Alexander Technique Lessons or Acupuncture Sessions for Persons With Chronic Neck Pain: A Randomized Trial. In: Ann Intern Med. 2015;163(9):653-662. Online: http://annals.org/article.aspx?articleid=2467961.

Maio, Giovanni: Ohne Zuwendung ist alles nichts – Für eine Medizin der Zwischenmenschlichkeit. In: Deichert U., Höppner W., Steller J. (Hrsg.) Traumjob oder Albtraum – Chefarzt m/w. Heidelberg 2016.

Martini, Paul: Methodenlehre der Therapeutischen Untersuchung. Berlin 1932.

Martire, Lynn M et al.: Couple-Oriented Education and Support Intervention for Osteoarthritis: Effects on Spouses' Support and Responses to Patient Pain. *Families, systems & health: the journal of collaborative family healthcare* vol. 26,2 (2008): 185-195. doi:10.1037/1091-7527.26.2.185.

McDermott, Ian und O'Connor, Joseph: NLP und Gesundheit. Die offenen Geheimnisse der Gesunden. Kirchzarten 2002.

McMillan, F D.: The placebo effect in animals. *Journal of the American Veterinary Medical Association* vol. 215,7 (1999): 992-9.

McRae, Cynthia et al.: Effects of perceived treatment on quality of life and medical outcomes in a double-blind placebo surgery trial. *Archives of general psychiatry* vol. 61,4 (2004): 412-20. doi:10.1001/archpsyc.61.4.412 Online: https://jamanetwork.com/journals/jamapsychiatry/fullarticle/481982

Melzack, Ronald: Das Rätsel des Schmerzes. Stuttgart 1993.

Miller, F et al.: Placebo: A reader. Baltimore 2013.
Snow, Miller, Snow: Elisha Perkins and His Metallic Tractors, Yale J Biol Med, 8(1): 41–57 (1935)
Moerman, Daniel: Meaning, Medicine, and the "placebo effect". Cambridge 2002.
Moseley, J Bruce et al.: A controlled trial of arthroscopic surgery for osteoarthritis of the knee. *The New England journal of medicine* vol. 347,2 (2002): 81-88. doi:10.1056/NEJMoa013259 Online: https://www.nejm.org/doi/full/10.1056/nejmoa013259.
Muñana, K R et al.: Placebo effect in canine epilepsy trials. *Journal of veterinary internal medicine* vol. 24,1 (2010): 166-70.
Novalis: Fragmente. Erste, vollständig geordnete Ausgabe. Hg. von Ernst Kamnitzer. Dresden 1929.
Nolte, Stephan Heinrich: Das Knock-Syndrom: Gesunde sind Kranke – sie wissen es nur noch nicht. In: Dtsch Ärztebl 2010; 107(10): A-436 / B-387 / C-379.
Nolte, Stephan Heinrich: Dr. Knock und der „Knockismus", oder warum das Gesundheitswesen ein Selbstläufer ist. In: Kinder- und Jugendarzt, 41. Jg. (2010), Nr. 9. Online: http://www.pph34.de/wp-content/uploads/2011/10/KnockfinalKJA.pdf.
Oeltjenbruns, J., Schäfer, M.: Klinische Bedeutung des Placeboeffektes. *Anaesthesist* 57, 447–463 (2008). https://doi.org/10.1007/s00101-008-1370-6.
Pepper, O.H. Perry: A Note on the Placebo. In: American Journal of Pharmacy, Vol. 117. November, 1945, No. 11, S. 409-412.
Quarch, Christoph und Schröder, Hartmut: Heilende Worte. Therapeutische Kommunikation in Antike und Gegenwart. In: Rhetorik. Ein internationales Jahrbuch, Band 37, Heft 1, 2018. S. 94-110.
Raifer, Utta: Schmerz lass nach! In: Berliner Morgenpost, 06.05.2017. Online: https://www.morgenpost.de/familie/article210460239/Schmerz-lass-nach.html.
Rankin, Lissa: Warum Gedanken stärker sind als Medizin: Wissenschaftliche Beweise für die Selbstheilungskraft. München 2014.
Reiber, Matthias: Kulturgeschichtliche Aspekte des Schmerzes. In: Schweizerische Ärztezeitung 2000; 81: Nr. 47.
Rief, W. et al.: The Power of Expectation – Understanding the Placebo and Nocebo Phenomenon. In: Social and Personality Psychology Compass 2/4 (2008): 1624–1637.
Romains, J.: Knock oder der Triumph der Medizin. Komödie in drei Akten. Stuttgart 1997.
Rüegg, Johann Caspar: Mind & Body. Wie unser Gehirn die Gesundheit beeinflusst. Zweite, aktualisierte und erweiterte Auflage. Stuttgart 2014..
Sarasin, P.: Interview. In: Aargauer Zeitung, 06.09.2012.
Schadewaldt, Hans: Leserbrief. In: Deutsches Ärzteblatt 90, Heft 23, 11. Juni 1993 (11) A_1-1703.
Scharf, Hanns-Peter et al.: Acupuncture and knee osteoarthritis: a three-armed randomized trial. *Annals of internal medicine* vol. 145,1 (2006): 12-20. doi:10.7326/0003-4819-145-1-200607040-00005.

Schiffmann, Insa: Gefährliche Helfer. In: Die Zeit vom 6. April 2017. Online: https://www.zeit.de/2017/15/schmerzmittel-rezeptfrei-tabletten-sucht-kopfschmerz?page=2&utm_referrer=https%3A%2F%2Fwww.google.com.

Schmid, G.B.: Bewusstseinsmedizin: Psychogene Heilung durch Vorstellungskraft. In: Suggestionen: Forum der Deutschen Gesellschaft für Hypnose und Hypnotherapie 2013. 6-40.

Schmidt, Katharina et al.: The beneficial effect of positive treatment expectations on pharmacological migraine prophylaxis. *Pain* vol. 163,2 (2022): e319-e327. doi:10.1097/j.pain.0000000000002341.

Schmidt, Stefan: Lernen, mit dem Leiden umzugehen. In: Die Zeit, 10.02.2011.

Schonauer, Klaus: Das Plazebo-Phänomen: Geschichte und Klinik eines Begriffs. In: Dt. Ärzetbl. 89, Heft 48, 27. November 1992 (29) A_1 4077-4080.

Schott, Heinz: On the History of the Placebo Effect: A Brief Outline. In: J Clin Med Sci 2018, 2:1. Online: https://www.walshmedicalmedia.com/open-access/on-the-history-of-the-placebo-effect-a-brief-outline.pdf.

Schröder, Hartmut: Medizin und Bewusstsein. Auf dem Weg zu einer Kulturheilkunde? In: Galuska, Joachim (Hrsg.) Bewusstsein – Grundlagen, Anwendungen und Entwicklung. Berlin 2014.

Schubert, Christian et al.: Stress system dynamics during "life as it is lived": an integrative single-case study on a healthy woman. *PloS one* vol. 7,3 (2012): e29415. doi:10.1371/journal.pone.0029415.

Schulz, Steffen: Lebensinformation: Sinngebendes Prinzip einer Ganzheitsmedizin. Norderstedt 2007.

Shapiro, Arthur: The placebo effect in the history of medical treatment. Implications for Psychiatry. In: American Journal of Psychiatry, Volume 116, Issue 4, October 1959.

Shapiro, Arthur K. and Shapiro, Elaine: The Powerful Placebo. Baltimore 1997.

Silvestri, A; Galetta P; Cerquetani E; Marazzi G, Patrizi R; Fini M; Rosano GM: Report of erectile dysfunction after therapy with beta-blockers is related to patient knowledge of side effects and is reversed by placebo. Eur Heart J. 2003 Nov; 24(21):1928-32.

Slavenka Kam-Hansen; M. Jakubowski; J. M. Kelley,;I. Kirsch, D. C. Hoaglin; T. J. Kaptchuk; R. Burstein: Migraine. Altered Placebo and Drug Labeling Changes the Outcome of Episodic Migraine Attacks. In: Sci. Transl. Med. 6, 218ra5 (2014). S. 1-7. Online: DOI: 10.1126/scitranslmed.3006175.

Stellungnahme des Wissenschaftlichen Beirats der Bundesärztekammer „Placebo in der Medizin". In: Deutsches Ärzteblatt. Jg. 107, Heft 28–29, 19. Juli 2010.

Strausz, M.: Nocebo. Der böse Bruder von Placebo. Doccheck, 20. September 2012. Online: https://www.doccheck.com/de/detail/articles/6961-nocebo-der-bose-bruder-von-placebo?utm_source=www.doccheck.com&utm_medium=DC%2520Search&utm_campaign=DC%2520Search%2520content_type%253Aall&utm_content=DC%2520Search%2520nocebo.

Stubbe, H.: Lexikon der Ethnopsychologie und Transkulturellen Psychologie. Frankfurt/Main. London 2005.

The Koro "epidemic" in Singapore. *Singapore medical journal* vol. 10,4 (1969): 234-42.

Thomas, Eduardo: Indigenous Intercultural Health in Chile. 2020. Online: https://www.worldhistory.org/article/1542/indigenous-intercultural-health-in-chile/

Uexküll, Thure von; Langewitz, Wolf: Das Placebo-Phänomen. In: Uexküll. Psychosomatische Medizin. Modelle ärztlichen Denkens und Handelns. Studienausgabe der 6., neue bearbeiteten und erweiterten Auflage. München, Jena 2008. S. 311-319.

Walach, Harald: Das Wirksamkeitsparadox in der Komplementärmedizin. Forschende Komplementärmedizin und klassische Naturheilkunde = Research in complementary and natural classical medicine. 8. 193-5. 10.1159/00005722 (2001).

Walach, Harald und Loughlin, Michael: Patients and agents – or why we need a different narrative: a philosophical analysis. In: Philosophy, Ethics, and Humanities in Medicine 2018, 13:13.

Walach, Harald und Sadaghiani C.: Plazebo und Plazeboeffekte – Eine Bestandsaufnahme. In: Psychother Psych Med 52 (2002), S. 332-342.

Waltari, Mika: Sinuhe der Ägypter. Historischer Roman. Köln 2014.

Wartolowska, Karolina et al.: Use of placebo controls in the evaluation of surgery: systematic review. *BMJ (Clinical research ed.)*vol. 348 g3253. 21 May. 2014, doi:10.1136/bmj.g3253.

Waschbusch, Daniel A et al.: Are there placebo effects in the medication treatment of children with attention-deficit hyperactivity disorder? *Journal of developmental and behavioral pediatrics: JDBP* vol. 30,2 (2009): 158-68. doi:10.1097/DBP.0b013e31819f1c15.

Wiener, Norbert: Cybernetics or Control and Communication in the Animal and the Machine. Cambridge 1961.

Wille, Andrea: Paracetamol: Beliebtes Schmerzmittel hat deutliche „Risiken bei keiner bis marginaler Wirkung“. In: Medscape Deutschland. 5. März 2015. Online: https://deutsch.medscape.com/artikelansicht/4903393?_ga=2.43143525.1119950259.1648573512-1025241662.1648573512.

Wissensmagazin Einstein: Das Geheimnis des Placebo-Effektes. 2016. Online: https://www.srf.ch/play/tv/einstein/video/das-geheimnis-des-placebo-effektes?id=3df005be-e3d2-47e0-b287-9a38717f560c&expandDescription=true

Zech, Nina; Seemann M; Graf B.M.; Hansen E: Nocebo-Effekte – Negativwirkungen der Aufklärung. In: Anästhesiol Intensivmed Notfallmed Schmerzther 2015; 50(1): 64-69.

Zech, Nina et al.: Noceboeffekte und Negativsuggestionen in der Anästhesie. In: Der Anaesthesist, November 2014, Volume 63, 816-824.

Zion, Sean R und Crum, Alia J: Mindsets Matter: A New Framework for Harnessing the Placebo Effect in Modern Medicine. *International review of neurobiology* vol. 138 (2018): 137-160. doi:10.1016/bs.irn.2018.02.002.

Das erste wissenschaftliche Buch zur **Valebo-Forschung!** Warum es wichtig ist, auf mündige Patienten zu setzen!

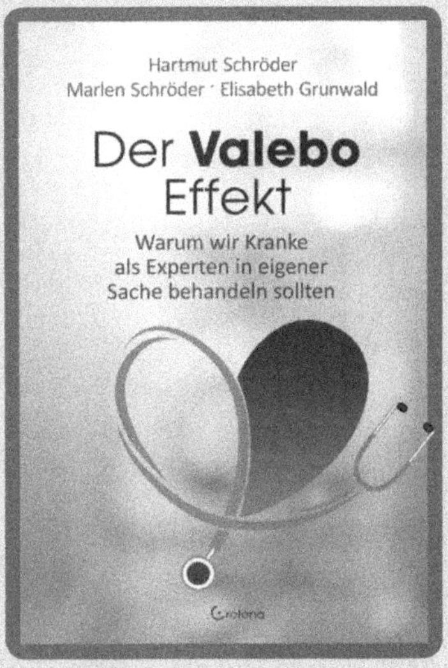

Hartmut Schröder, Marlen Schröder
Elisabeth Grunwald
Der Valebo-Effekt

Wenn man den Fachbegriff „Valebo" in einen einfachen Satz umwandeln wollte, dann könnte man vom „Recht der Patienten auf Mitsprache" reden. Es geht darum, von Patienten nicht nur als Objekte mit einer bestimmten Abrechnungsklasse zu sprechen, sondern sie als Menschen auf Augenhöhe und gleichberechtigte Partner wertzuschätzen. Professor Hartmut Schröder hat sich in den letzten Jahren ausgiebig der Valebo-Forschung gewidmet und ein neues Verständnis von der Beziehung zwischen Arzt und Patient erarbeitet. Seine Ergebnisse weisen ganz unmissverständlich darauf hin, dass es zu einem radikalen Umdenken im aktuellen Medizinbetrieb kommen wird. Es muss wieder mehr Menschlichkeit im Behandlungsprozess Einzug halten. Dafür ist mehr Zeit erforderlich, und infolge dessen wird ein verändertes Abrechnungswesen in der modernen Medizin unumgänglich werden.

Ein aufrüttelndes Buch, dass wieder den Menschen in den Mittelpunkt rückt, nicht die Abrechnungssysteme von Kassen und Krankenhäusern!

ISBN: 978-3-86191-249-1

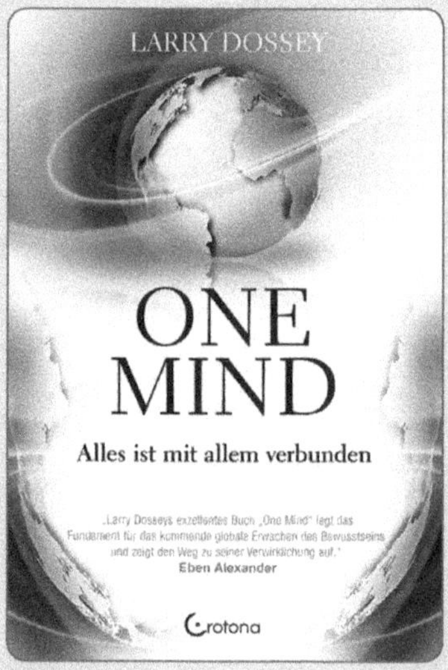

Larry Dossey
One Mind
Alles ist mit allem verbunden
Larry Dossey ist seit Jahrzehnten einer der wichtigsten Vordenker für ein neues Bewusstsein. Er hat bahnbrechende Arbeiten über den Einfluss von Gedanken auf Heilungsprozesse bei Krankheiten verfasst. Er gilt als entscheidender Brückenbauer zwischen der Avantgarde der modernen Naturwissenschaft und den spirituellen Traditionen der Welt.

Mit ONE MIND legt er seine große Gesamtschau über die verschiedenen Erkenntniswege der Menschheit dar und enthüllt auf beeindruckende Weise, dass hinter allen Phänomenen und Ereignissen EIN BEWUSSTSEIN waltet. Alles ist mit allem verbunden; und nur wer die innere Vernetztheit und Verwobenheit des Lebens versteht, vermag den tieferen SINN hinter allen Geschehnissen zu entdecken!

ISBN: 978-3-86191-051-0